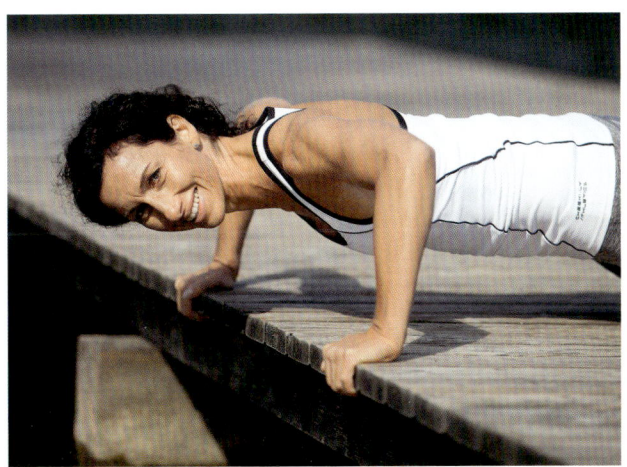

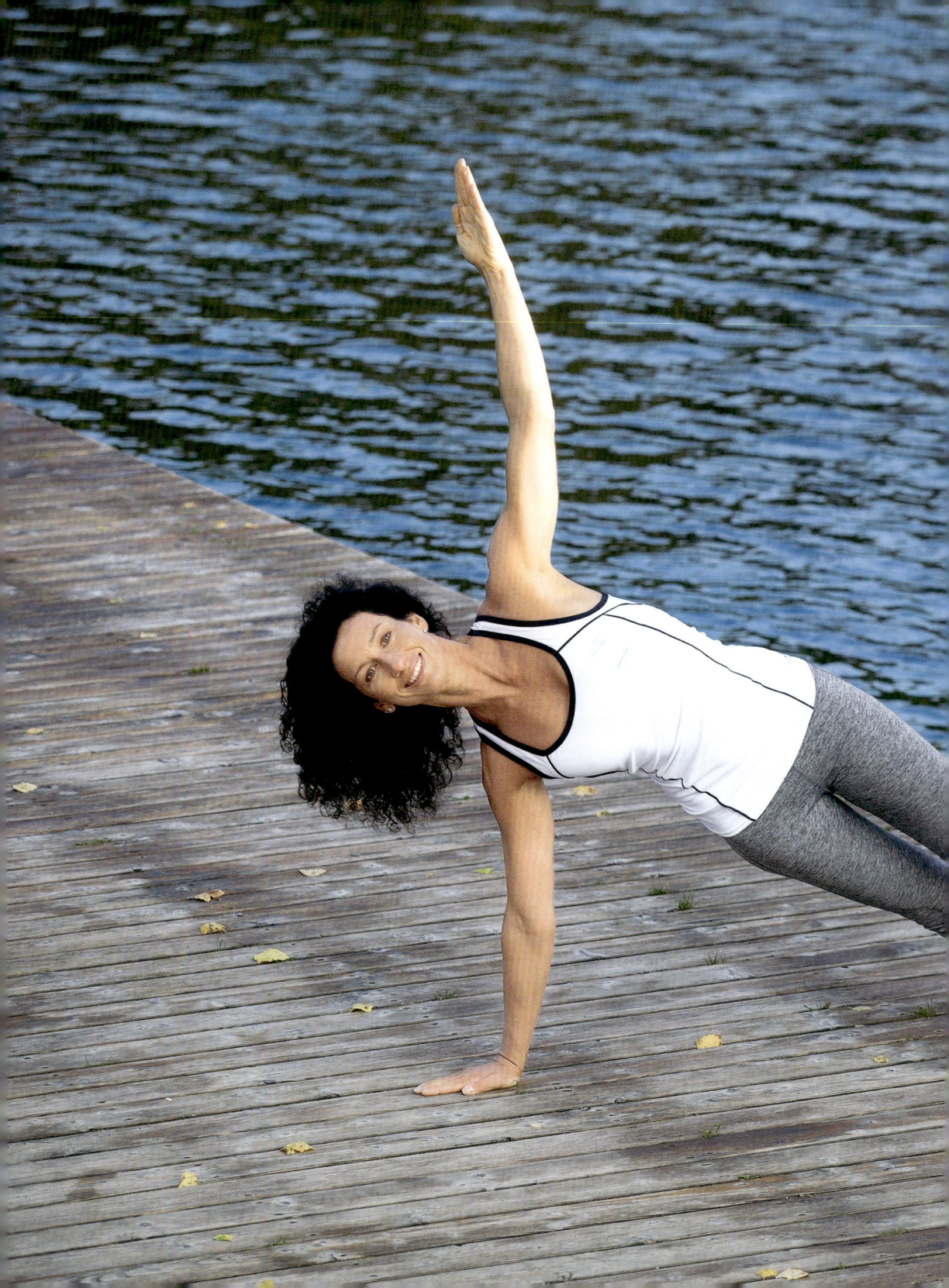

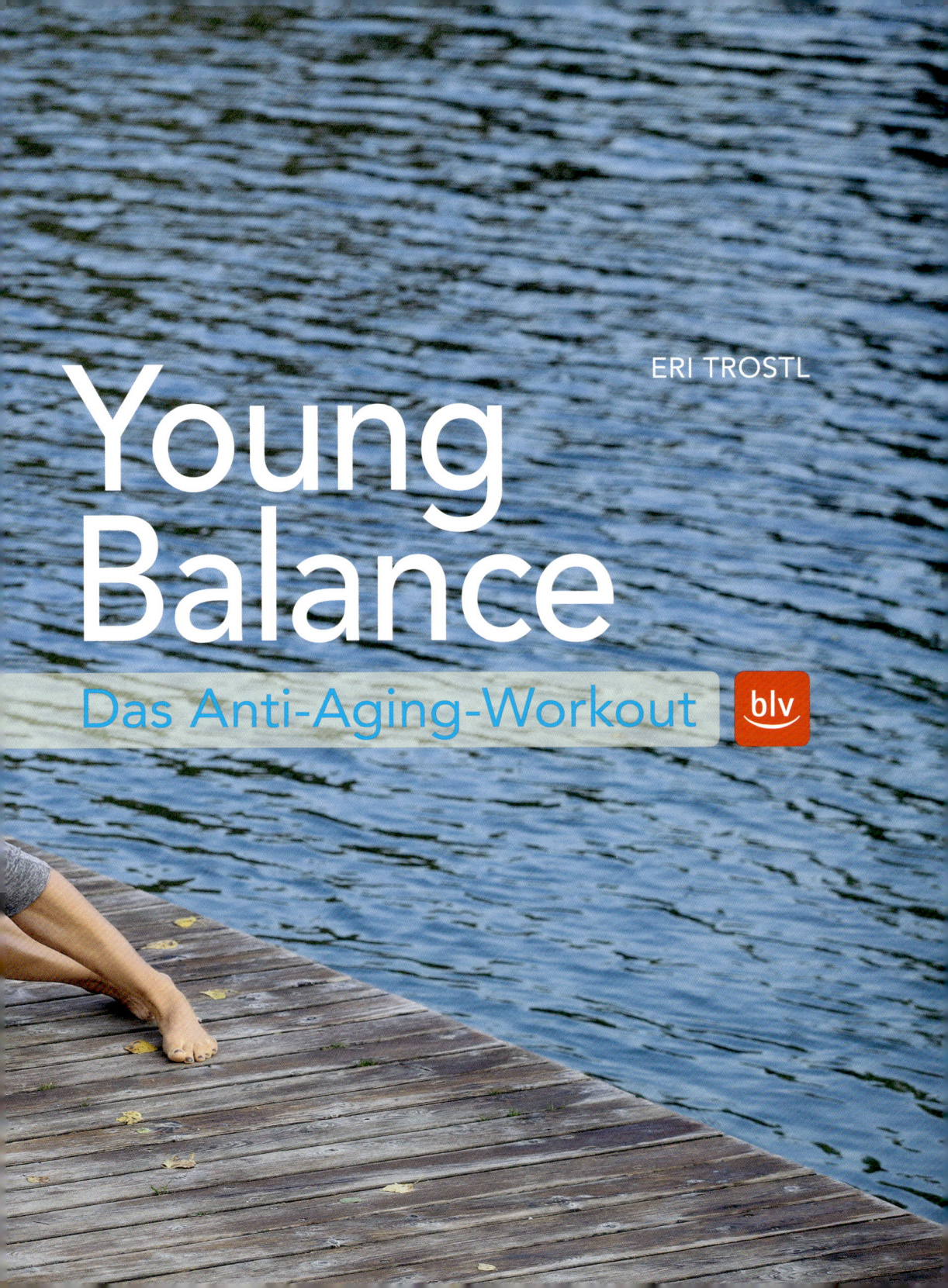

ERI TROSTL

Young Balance

Das Anti-Aging-Workout

blv

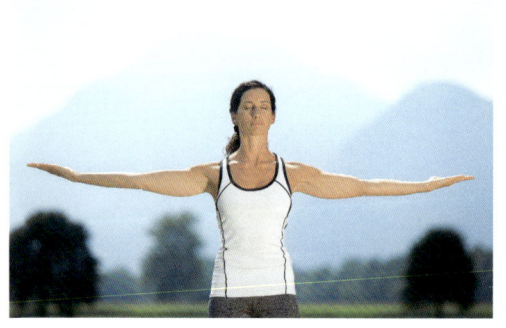

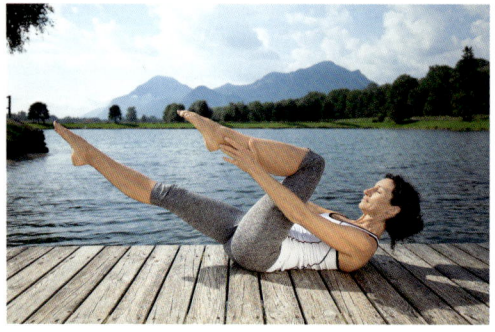

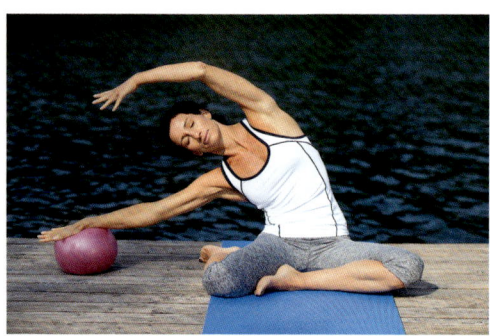

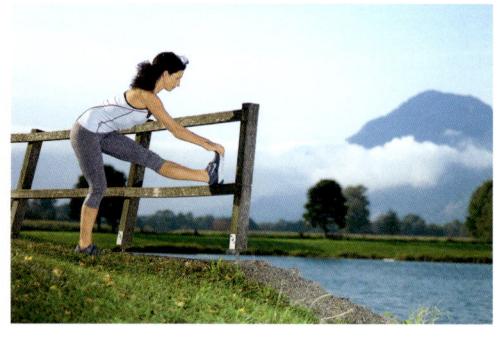

TRAINING
FÜR DEN KÖRPER 40

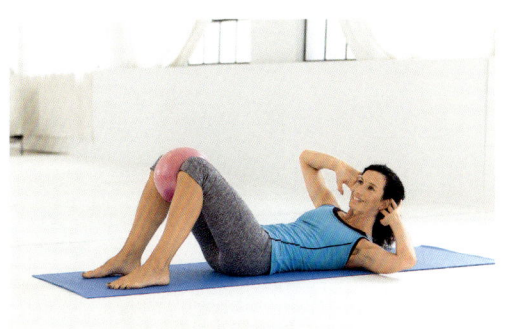

TRAININGSPLÄNE 108

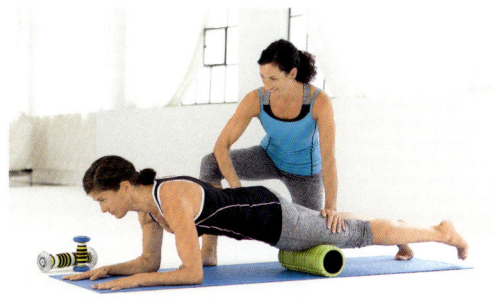

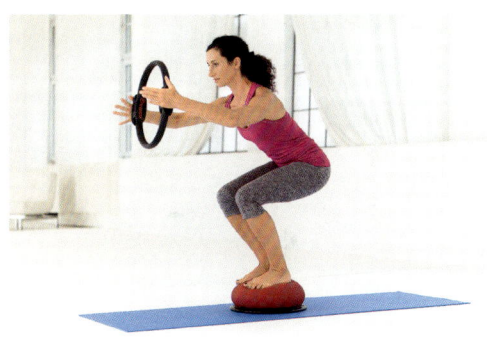

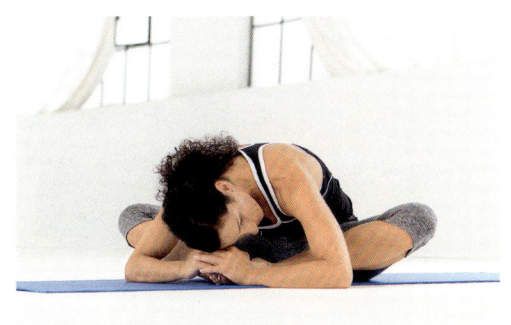

BEWEGUNG IST LEBEN –
LEBEN IST BEWUSSTSEIN!

....

Genau das ist die Idee meines Buches, das Dich zu mehr bewusster Bewegung motivieren soll – physisch wie psychisch. Dir die entscheidenden Impulse für Dein individuelles Anti-Aging-Programm, Deine *YOUNG BALANCE* zu vermitteln, ist meine Herzensangelegenheit.

Ich bin Bewegungscoach, Mentalcoach und Ernährungsexpertin. Seit 20 Jahren und mit mehr als 15.000 absolvierten Einheiten als PREMIUM PERSONAL TRAINERIN® und Coach unterstütze ich meine Klientinnen täglich in ihrem Veränderungsprozess. Mein 3-Säulen-Konzept aus Bewegung, Ernährung und mentaler Fitness ist ideal und nachhaltig in seiner Wirkung. Mit dieser Erfolgs-Kombination gewann ich 2015 den NEOS AWARD zur besten Personal Trainerin im deutschsprachigen Raum – den »Oskar der Gesundheitsbranche«. Und dieses aktive, ganzheitliche Bewegungsprogramm stelle ich Dir hier vor.

Du findest in diesem Buch die entscheidenden Übungen für straffe, feste und schön definierte Muskeln, ohne maskulin zu wirken. Mit meinem Fitnessprogramm kannst Du einen fitten, jung gebliebenen, gesunden Körper, eine stabile Körpermitte und eine schlanke Taille formen. Sinnvolles Dehnen und Mobilisieren sowie die besten Faszienübungen runden den körperbetonten Teil ab.

Ich biete Dir außerdem Grundlagen und Tipps für eine unkomplizierte Ernährungsform an, die Du leicht in den Alltag integrieren kannst. Dazu leckere, geschmackvolle Rezepte, einfach zu kochen

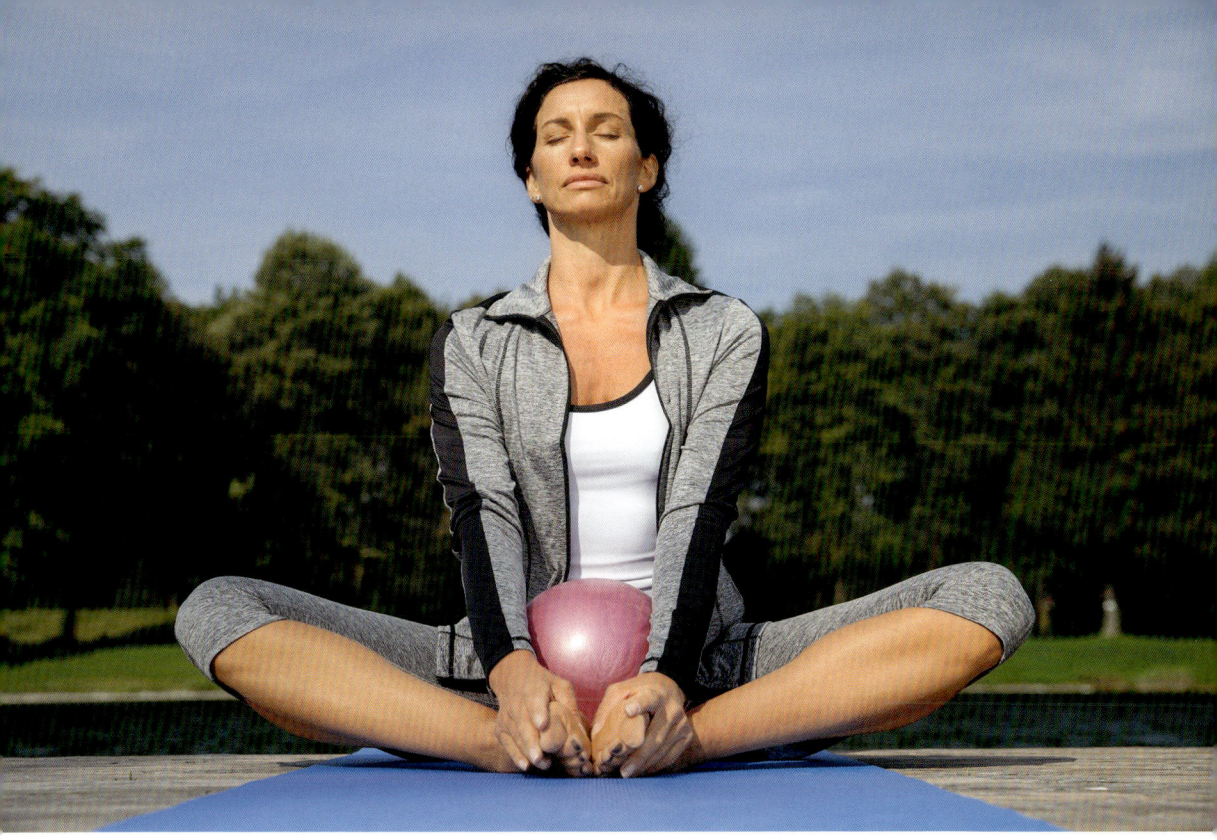

und sehr gesund. Die Kapitel zur mentalen Fitness beinhalten schließlich neben dem Wissen für eine positive Grundeinstellung viele Achtsamkeitsübungen.

Ich gratuliere Dir! Den ersten Schritt zu Deiner neuen persönlichen *YOUNG BALANCE* hast Du bereits getan. Geh nun mit mir den nächsten Schritt in Dein neues, überwältigendes Körpergefühl und Deine neue mentale Stärke. Beginne am besten heute noch Dein Anti-Aging-Programm!

Ich freue mich sehr darüber, dass ich Dich mit diesem Buch auf Deinem Weg ein Stück begleiten darf.

Viel Freude dabei und herzliche Grüße

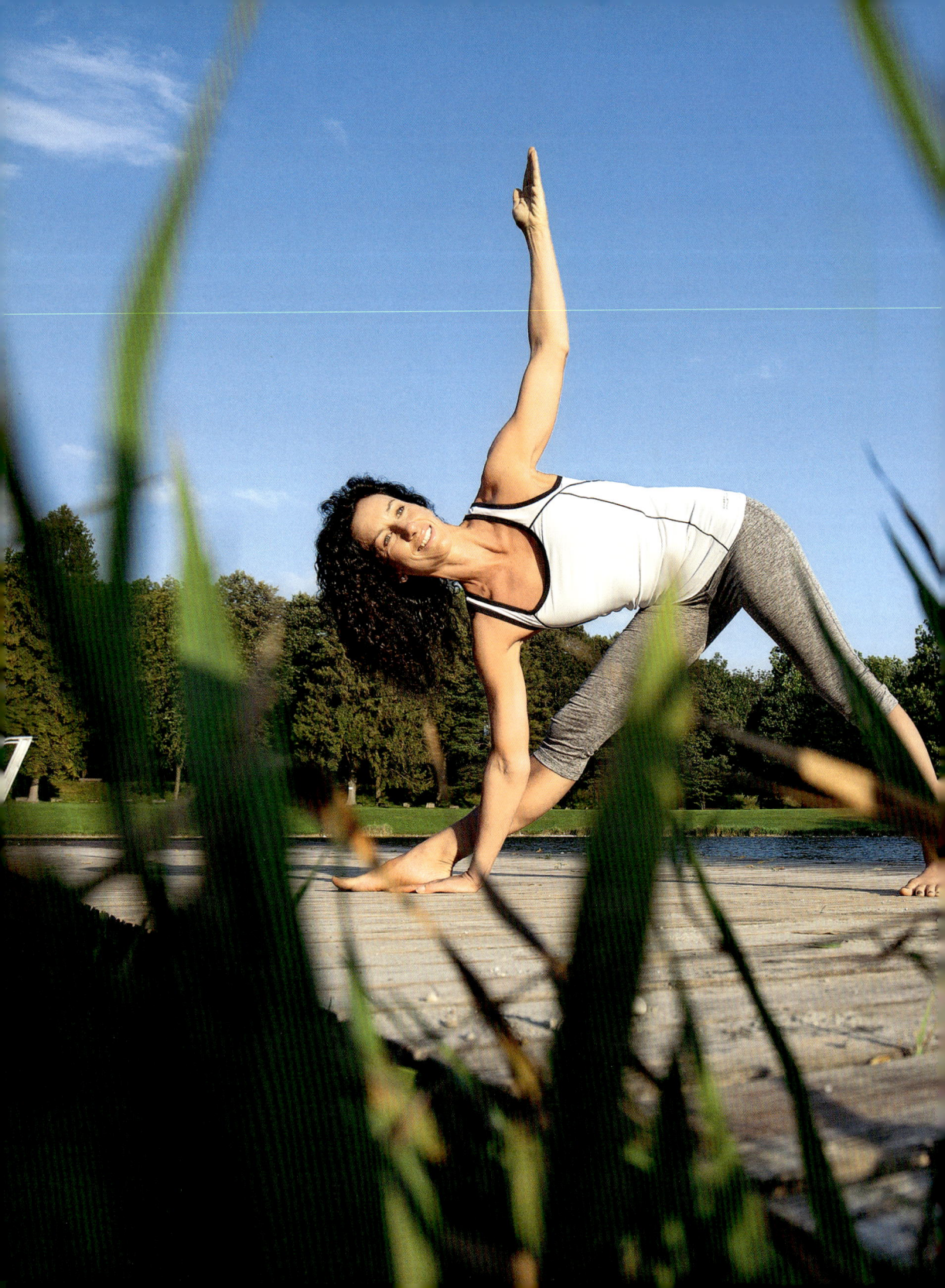

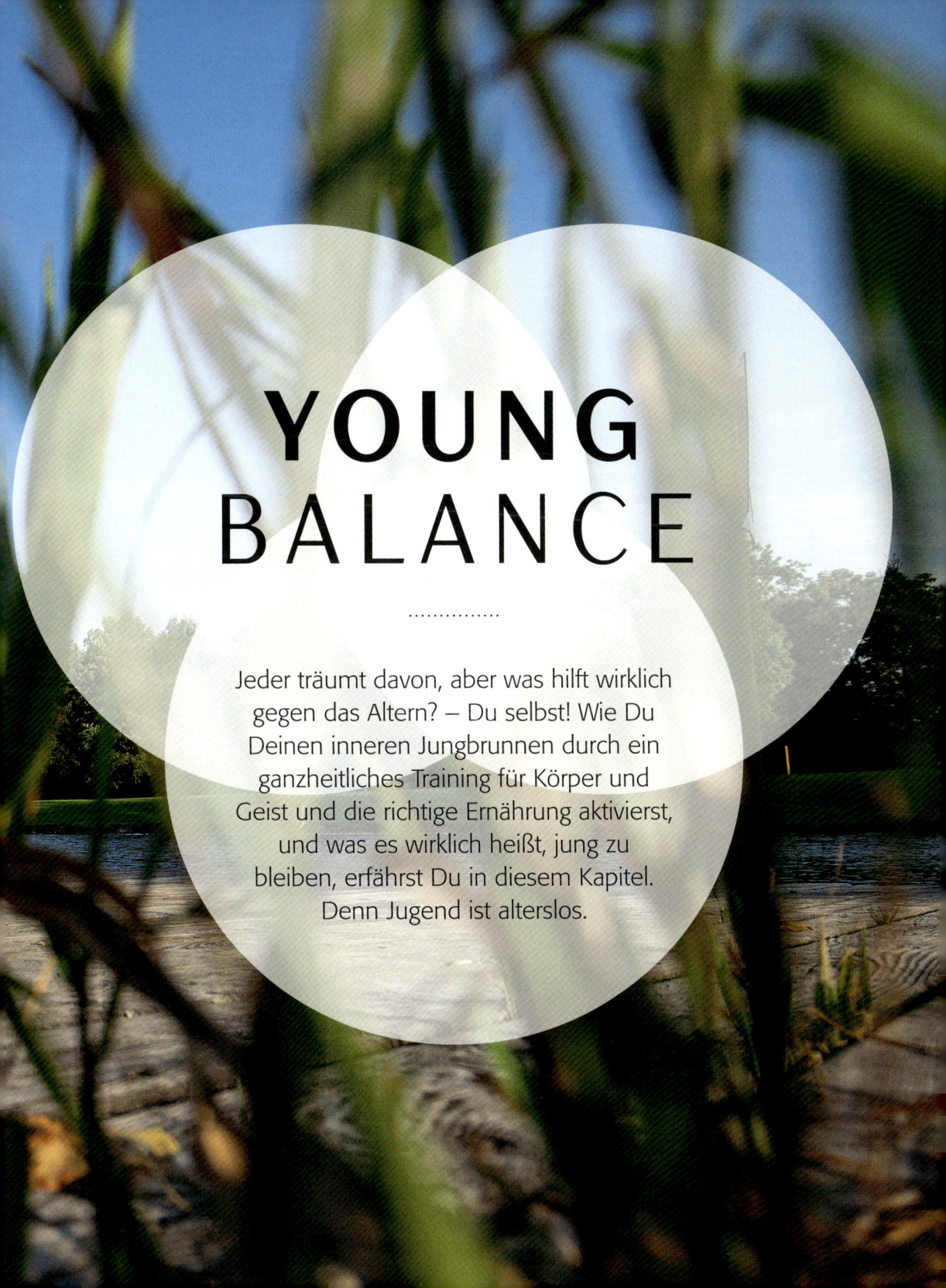

YOUNG
BALANCE

....

Jeder träumt davon, aber was hilft wirklich gegen das Altern? – Du selbst! Wie Du Deinen inneren Jungbrunnen durch ein ganzheitliches Training für Körper und Geist und die richtige Ernährung aktivierst, und was es wirklich heißt, jung zu bleiben, erfährst Du in diesem Kapitel. Denn Jugend ist alterslos.

DAS 3-SÄULEN-KONZEPT

....

Jugend ist mehr als eine makellose Oberfläche. Körper, Geist und Deine innere Einstellung zählen — auf dreifache Weise — und schenken Dir, wenn sie in Balance sind, eine jugendliche Ausstrahlung. Bewegung, Ernährung und achtsame Persönlichkeitsentwicklung durch mentales Coaching sind die 3 Säulen meines Trainings.

Was wollen wir eigentlich, wenn wir »jung« bleiben wollen? Was stört uns am Älterwerden so sehr? Worum beneiden wir junge Mädchen? Um eine strahlend schöne Ausstrahlung, reine, glatte Haut, einen wohlgeformten, knackigen und dynamischen Körper, ein faltenfreies Gesicht? Neben einem »verbrauchten« Körper fürchten wir mit den Jahren außerdem eine zunehmend belastete Seele: Wer wäre nicht noch einmal gern so sorglos, unbeschwert und lebensfroh wie mit 16?

DEIN TRAUM VON DER EWIGEN JUGEND

Die makellose, unverbrauchte Oberfläche ist wohl die mit Jugend verbundene Eigenschaft, die von uns am meisten vermisst wird und am häufigsten konserviert werden soll — mit allen möglichen Mitteln von Antifaltencreme über Botox bis hin zur Hautstraffung. Mit mehr oder weniger großem

und anhaltendem Erfolg. Die ewige Jugend, ein unerfüllbarer Wunschtraum?

Wahre Jugend kommt von innen

Wie heißt es so schön: Wahre Schönheit kommt von innen. Jugendlichkeit und Vitalität übrigens auch. Und das erkennen wir immer mehr. Viele meiner Kundinnen bitten mich deshalb um ein Anti-Aging-Bewegungsprogramm, das ihren Körper lebenslang optimal leistungsfähig hält. Auch in den Fitnessstudios boomen die Kurse für die Generation 50+. Jung bleiben heißt heute zunehmend »auf der Höhe der Leistungsfähigkeit bleiben«.

Wir fürchten, dass wir irgendwann nicht mehr so können wir früher. Jung geblieben, das heißt beweglich, voll leistungsfähig, körperlich und geistig fit. Und das ist auch richtig so: Denn hinter all den mit Jugendlichkeit verbundenen oberflächlichen Eigenschaften steckt ein innerer Zustand: In einer wohlgeformten Figur stecken starke Muskeln, fitte Faszien und ein gut funktionierender Stoffwechsel. Hinter einem strahlenden Teint eine gesunde, ausgewogene und vitalstoffreiche Ernährung, hinter jugendlicher Power und Tatkraft eine gute Kondition, hinter einem lebensfrohen Lächeln ein ausgeglichener, entspannter und beweglicher Geist. – Wir werden nicht ohne das ein oder andere Fältchen altern. Aber richtig angestellt, werden es Lachfältchen und keine Sorgenfalten sein. Mit den 3 Säulen meines Konzeptes, Bewegung, Ernährung und men-

TRAINING FÜR KÖRPER, SEELE UND PERSÖNLICHKEIT – DEIN SCHLÜSSEL ZUM ERFOLG!

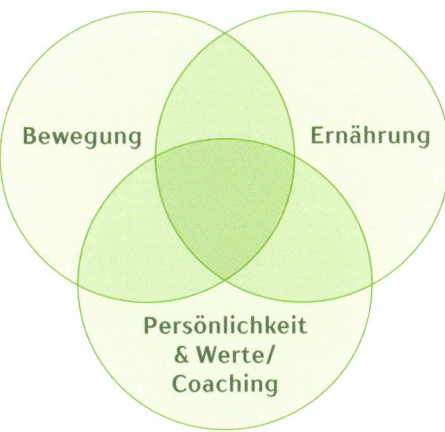

Aktive, körperliche Bewegung, vitale, natürliche Ernährung und eine bewusste, achtsame Persönlichkeitsentwicklung durch mentale Übungen halten Deinen inneren Jungbrunnen und Deinen Körper nachhaltig fit.

talem Coaching, aktivierst Du ganz einfach Deinen inneren Jungbrunnen!

Altern im Zeitalter der Bewegungslosigkeit

Die Zeiten, als man »nicht mehr konnte«, weil man von jahrzehntelanger, harter körperlicher Betätigung kaputt gearbeitet war, sind Geschichte. Und es ist bemerkenswert, wie lange die Menschen damals durchgehalten haben, besonders im Vergleich zu unserer Gesellschaft, die viel weniger zupacken muss, in der viele aber schon mit 60 körperlich und geistig erschöpft sind. Neben dem allgegenwärtigen Faktor Stress verschleißen wir heute eher an zu wenig Bewegung: Kondition und Kraft nehmen ab, das Gewicht nimmt zu. Wir wirken müde und kraftlos vom Nichtstun. Die Beweglichkeit lässt nach und viele Gelenke gehen kaputt, weil wir Teile unseres Körpers heutzutage gar nicht mehr nutzen. Wer muss schon im Büro die Arme über den Kopf heben und sich mal richtig strecken? Und selbst, wenn wir einen körperlicheren Job haben, beschränkt sich der auf wenige monotone Bewegungen. Selten sind natürliche, den ganzen Körper beanspruchende Bewegungen gefragt.

Unseren Geist lassen wir hingegen 24/7 auf Hochtouren laufen, und erstarren in Erschöpfung, verlieren oft frühzeitig sogar die Freude am Leben, »haben genug«.

Deshalb biete ich Dir in meinem Buch zusätzlich zu den körperlichen Übungen auch viele Anregungen und Mentalcoaching-Übungen für zu Hause. Denn jung sein, das heißt für mich, beweglich bleiben in jeder Hinsicht, in allen Dimensionen des Lebens.

SÄULE 1:
AKTIVE BEWEGUNG

....

Bewegung aktiviert Deinen inneren Jungbrunnen vielfach:
Sie sorgt für eine gute Kondition, einen gesunden Stoffwechsel, jugendlich
leistungsstarke Muskeln, Sehnen und Gelenke. Sie liefert eine Extraportion
Glückshormone und kurbelt die Zellerneuerung an.

Auch wenn Du jetzt vielleicht denkst, dass Du ein Sportmuffel seist, hat bestimmt irgendeine Art der Bewegung bereits Platz in Deinem Alltag. Ich möchte Dir mit meinem Buch dabei helfen, die verborgene Genussportlerin in Dir zu entdecken. Ich zeige Dir jede Menge Tipps, Infos und Übungen, mit denen Du Deine Aktivität ergänzen und optimieren kannst, besonders unter dem Aspekt, lange jugendlich gesund, fit und somit schön zu bleiben.

BEWEGUNG IST LEBEN

Bewegung ist das beste Mittel gegen jede Form von Altersstarrheit. Denn was wir nicht benutzen, das verkümmert.

Bleib in Bewegung – lebenslang

Mit Sport kannst Du nie früh genug anfangen, aber mit den Jahren wird er immer wichtiger. Dein Stoffwechsel verbraucht weniger Energie, Du musst etwas mehr sporteln, um Dein Gewicht zu halten – und nein, hungern ist keine gute Alternative (siehe auch Säule 2, S. 20 ff.). Die Muskeln bauen schneller ab und brauchen kontinuierliche Belastung, um bei Kräften zu bleiben. Ein schwungvoller Herzkreislauf schützt vor gefürchteten Gefäßerkrankungen. Mit der Zeit werden wir ungelenkiger und steifer, die Bindegewebe dafür verklebter, die Haut faltiger. Die frohe Botschaft: im Laufe dieses Buches wird klar, dass für viele gefürchtete Alterserscheinungen gar nicht so sehr das Alter verantwortlich ist.

Du bestimmst, wie jung Du bist

Es ist nicht der Zahn der Zeit, der an unserer inneren und äußeren Fitness nagt, sondern die oft lebenslange Fehl- oder Nichtbelastung unseres Körpers. Und das ist eine ausgezeichnete Ausgangssituation. Die Zeit können wir nicht zurückdrehen oder aufhalten, durch kosmetische Mittelchen nur oberflächlich retuschieren. Aber wie oft und wie Du Dich bewegst und wie fit und unbelastet

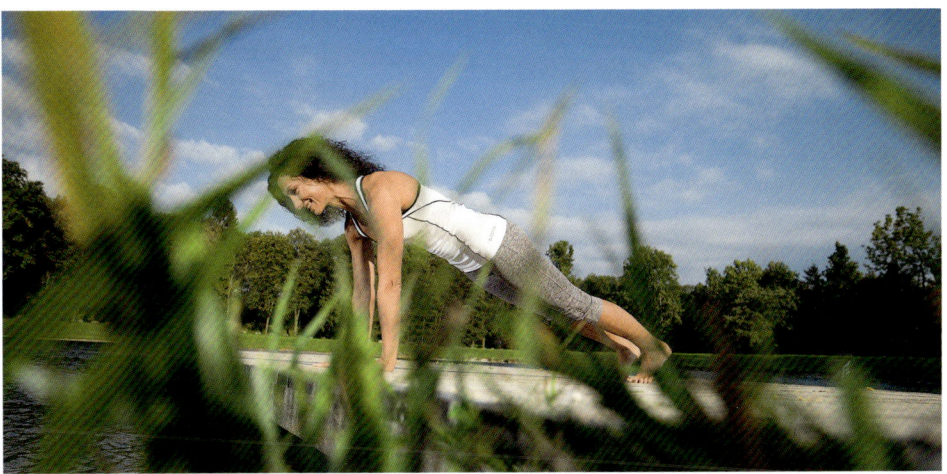

Jede Bewegungsform, am besten draußen, sorgt für eine Extraportion Glückshormone!

Du dadurch bist oder wieder wirst, liegt bei Dir. Du selbst bestimmst, wie »alt«, also verbraucht, entfernt von Deiner Balance, Deinem körperlichen Idealzustand Du tatsächlich bist, nicht nur, wie alt Du Dich fühlst.

WIE BEWEGUNG DICH JUNG HÄLT

Bewegung macht glücklich

Bewegung hält Dich fit, körperlich und seelisch: Sie macht uns durch eine gesteigerte Serotoninausschüttung automatisch glücklich. Das Gewebshormon stimuliert das Verdauungssystem (es regt an, dämpft aber gleichzeitig das Hungergefühl) und den Kreislauf, und sorgt als wichtiger Botenstoff im Gehirn viel effektiver als die berüchtigte Frustschokolade für gute Laune. Ideal auch bei Angst, Kummer oder depressiven Verstimmungen.

Vielleicht kommt Dir jetzt dieses gute Gefühl nach einer ordentlichen Laufeinheit in den Sinn. Du warst vorher unmotiviert, vielleicht auch gestresst. Dein Körper bedankt sich für jede Fitnesseinheit mit einer Extraportion Glückshormonen und einem wunderbar entspannten Wohlgefühl. Bring Bewegung in Dein Leben, dann hat der »Spätsommerblues« bestimmt keine Chance!

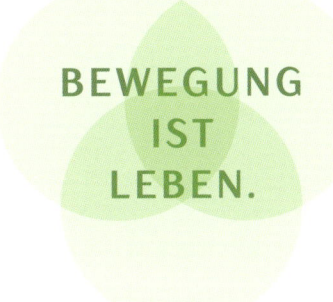

BEWEGUNG IST LEBEN.

Bewegung reinigt den Geist

Aber nicht nur die Biochemie sorgt für Sport-
genuss: Vielleicht sortierst Du auch Gedanken und Deinen Alltag bei Deinen regelmäßigen Bewegungseinheiten. Ich praktiziere
dies zum Beispiel seit Jahren für mich jeden
Morgen so. Wenn ich eine Unstimmigkeit
oder für irgendein Thema noch keine Ant-
wort habe, zieh ich meine Laufschuhe an.
Das macht den Kopf frei. Danach bist Du klarer und in vielen Fällen hast Du die passende Lösung. Mit körperlicher Bewegung lässt
sich ein überlasteter Geist wunderbar aus-
tricksen, innere Anspannungen lösen sich,
Du wirst abgelenkt von den vielen Gedanken, kannst Dich von Altlasten befreien und
nach der Einheit unbelastet neu beginnen.

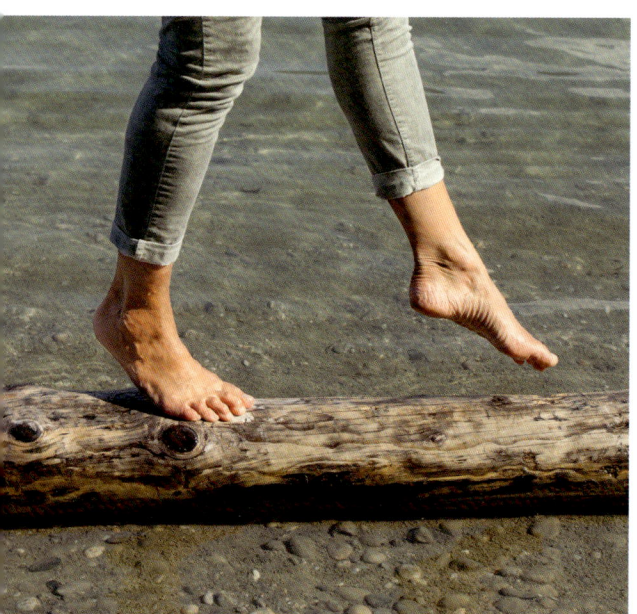

Balancieren auf wackeligen Untergründen
trainiert die Tiefenmuskulatur.

Bewegung hält fit

Bewegung verändert Deinen Körper hin zu
mehr Kraft, Ausdauer und Flexibilität. Richtig
angewendet, holt sie das Beste aus Dir heraus. Das beste Mittel gegen sogenannte
Altersverschleißerscheinungen ist also nicht
Schonung, sondern lebenslange, angemes-
sene Forderung. Was Du überforderst, durch
einseitige körperliche Belastung, aber auch
durch übertriebenes oder falsches Training,
nutzt sich natürlich ab. Aber was Du unter-
forderst, bewahrst Du nicht, Du verlierst es.
Mehr dazu findest Du in den einzelnen
Übungskapiteln ab Seite 40.

BRING BEWEGUNG IN DEIN LEBEN

- Wippe beim Zähneputzen von den Fersen auf
  die Zehenspitzen und aktiviere so Deinen
  Lymphfluss. Gleichzeitig den Bauchnabel nach
  innen ziehen und so den Bauchmuskel kräftigen.
- Trainiere Deinen Beckenbode, sooft Du kannst,
  indem Du die Muskulatur nach innen und an
  der Wirbelsäule entlang hochziehst – sieht kein
  Mensch und bringt viel!
- Nutze Deine Einkaufstaschen und/oder Wasser-
  flaschen als »Gewichte« und trainiere die Arme
  und Schultern, während Du natürlich zu Fuß
  nach Hause gehst.
- Strecke und recke Dich im Bett, bevor Du auf-
  stehst.
- Geh barfuß, so viel wie möglich und vor allem
  auf unebenen und natürlichen Untergründen
  (Waldboden etc.). Instabile Untergründe trainieren die Tiefenmuskulatur mit.

Bewegung kurbelt Deinen inneren Jungbrunnen an

Bewegung hält nicht nur unsere Muskeln und Organe fit, sie dringt tiefer und sorgt auf der Ebene der Zellen für Jugendfrische: Unser Körper besteht aus vielen Billionen Zellen, die sich regelmäßig erneuern. Besser und schneller geht das in Bewegung: wenn reichlich Blut und Sauerstoff durch den Körper gepumpt werden und die Zellen optimal mit allem, was zur Zellerneuerung notwendig ist, versorgt sind. Bewegung lässt uns also nicht nur äußerlich jünger aussehen, sie macht uns tatsächlich auf Zellebene jünger, frischer. Wie Du Dir die richtigen Bausteine für diese ständige Verjüngung Deines Körpers durch die richtige Ernährung zuführen kannst, findest Du ab Seite 20.

DU SELBST BIST DEIN BESTER MOTIVATIONSCOACH!

Schon bei der kleinsten körperlichen Aktivität steigt der Serotoninspiegel und sorgt für ein Glücksgefühl. Und genau dieses Gefühl ist es, das Dir aus Dir selbst heraus die Motivation und Kraft geben wird, Dich mehr, regelmäßiger und zielgerichteter zu bewegen.

Verbinde Sport gezielt mit etwas, was Du besonders gerne magst: Verabrede Dich mit Freundinnen dazu und mach so aus der Trainingseinheit eine Freizeitfreude. Oder leg Deine Lieblingsmusik dazu auf.

WERDE GENUSS-SPORTLERIN!

Du musst nicht plötzlich zur Leistungssportlerin mutieren. Du darfst natürlich, aber in den meisten Fällen würden solche Ambitionen am Alltag scheitern und uns frustrieren. Und meine Erfahrung bestätigt mir: Sport muss alltagskompatibel sein und vor allem Spaß machen, damit er regelmäßig und dauerhaft gemacht wird. Wir vielfach geforderten Powerfrauen stehen mitten im Leben, mit Job, vielleicht Kindern, Freunden und Hobbys. Ich möchte, dass Du ein Bewusstsein entwickelst, auf Deinen Körper zu hören. Du möchtest in Form sein, aber nicht mehr diesen Leistungsgedanken verfolgen, immer mehr zu erreichen oder die Beste zu sein. Wenn Du diesen inneren »Druckmacher« los-

lässt, erreichst Du ganz leicht Dein eigenes Wohlfühlziel. Und Zufriedenheit lässt Dich von innen heraus strahlen!

WIE VIEL UND WIE OFT?

Wie viel »muss« ich trainieren, damit es wirkt?

Grundsätzlich wirkt jede Form von Training und jede noch so kleine Einheit. Meine Devise ist deshalb: Egal was, wie, wo und wieviel Du Dich bewegst, Hauptsache, Du bewegst Dich! Um die Figur und den Körper zu formen und zu trainieren, braucht es allerdings schon ein bisschen mehr. Aber es geht mir in erster Linie nicht immer um große Schritte und Ziele, sondern zuerst einmal darum, überhaupt anzufangen.

Wiederholungszahlen

Ich gebe Dir bewusst keine direkten Wieder-holungszahlen und Zeiteinheiten vor. Mir ist wichtiger, dass Du lernst, auf Dein Körperge-fühl und Deine persönliche und individuelle Leistungsfähigkeit zu hören. Diese ist jeden Tag anders! Meine grundsätzliche Empfeh-lung ist: So viele Wiederholungen, wie Du schaffst, +2 mehr! Dann ist der Muskel gut ermüdet, aber nicht übermüdet.

Wenn es Dir noch schwerfällt, auf **Deine subjektive Wahrnehmung** zu hören, orien-tierst Du Dich an **15–30 Wiederholungen pro Übung.** Zur Steigerung kannst Du später 2–3 Durchgänge machen.

Trainingsrhythmus

Konstante Regelmäßigkeit ist ausschlagge-bend. Und die kannst Du gut einhalten, wenn Du einen Rhythmus findest, der zu Deinem Alltag passt: Wenn Du z. B. einen sehr vollen Alltag hast, Familie, einen Job, der Dich aus-füllt, und noch weitere Verpflichtungen, dann baust Du einfach regelmäßig in der Woche ein kürzeres Trainingsprogramm ein. In jedem Fall ist es aber sinnvoller, jeden Tag nur ein bisschen Bewegung zu haben, als alle 2 Wo-chen eine sehr lange Powereinheit einzule-gen, nach der Du Dich vor Schmerzen 4 Tage nicht mehr bewegen kannst, weil Dein Körper es nicht gewohnt ist und ihm die gut gemein-te Bewegung alles andere als guttut.

Warum nicht **1 x am Tag mit 3–4 Übungen in 10–15 Minuten** eine »Auszeit für Dich« gestalten. Das ist einzeln nicht so viel, aber immerhin 2,5 Stunden Bewegung pro Wo-che mehr. Noch besser ist es, wenn Du **2–3 feste Trainingseinheiten pro Woche mit je 60–90 Minuten** einplanst.

DIE RICHTIGE PUSTE

Nimm Dir ab heute 1 x 5–10 Minuten am Tag Zeit, um ganz bewusst zu atmen und die Atemmuskulatur zu trainieren. Du atmest ökonomischer und versorgst den Körper besser mit Sauerstoff.

Atme bewusst, atme Leben

Die richtige Atmung reichert das Blut mit Sauerstoff an, hält den Kreislauf stabil und unterstützt den Stoffwechsel. Das bedeutet, dass Du bei einer intensiven Atmung gleich-zeitig Dein System von Schlacken und Schadstoffen reinigst und den Fettstoff-wechsel ankurbelst.

Atemtraining

Steigere Deinen Atemrhythmus: Beginne mit 4 Sekunden Ein- und 4 Sekunden Aus-atmungen. Halte diese Frequenz für 5-10 Durchgänge. Dann steigere Dich schrittweise auf 5, dann 6 Sekunden usw., bis Du 10 Se-kunden oder noch mehr schaffst.

Langer Atem: Atme so lange ein, wie es Dir möglich ist, zähle dabei leise mit und atme so langsam aus, wie Du kannst. Steigere Dich und versuche, gleich lange ein- und auszuatmen.

Die richtige Atmung fürs Training

Atme gleichmäßig: Es gibt unterschiedliche Atemformen in der Trainingslehre, etwa die Bauchatmung im Yoga: Es wird über die Nase ein- und ausgeatmet.

Im Pilates herrscht die Brustkorbatmung vor. Es gibt zwei Varianten, aber es wird immer durch die Nase ein und durch den Mund aus-geatmet: Entweder mit einem leicht geöffneten Mund aushauchen, oder mit leicht gespitzten Lippen sanft pusten. Der Atem fließt in die seitlichen Flanken und den hinteren Brustkorb unter die Schulterblätter, sodass der Bauch immer flach und nach innen zur Wirbelsäule aktiviert bleiben kann (siehe auch Seite 50). Durch eine bewusste hörbare und höhlige Ausatmung über den Mund wird die tiefe Bauchmuskulatur besser aktiviert.

Es gibt natürlich noch weitere, aber mit diesen beiden, besonders mit der Brustkorbatmung, arbeite ich hauptsächlich. Welche Du anwendest, ist nicht entscheidend. Wichtig ist, dass Du gleichmäßig und tief atmest und Dich wohlfühlst.

Atme fließend: Unterstützend wirkt bei jeglicher Anspannung und Anstrengung eine bewusste Ausatmung. Lasse Deinen Atem zur Bewegung mit fließen, nie anhalten. Das blockiert und stockt Deine Lungenfunktion. Dein gleichmäßiger, tiefer Atemrhythmus wirkt konzentrationsfördernd.

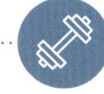

JUNGBRUNNEN OUTDOORTRAINING

Bewege Dich so oft wie möglich draußen. Es gibt keinen kraftvolleren Trainingsort. Tanke Sonne und damit das wertvolle Vitamin D. Das ist essenziell. Durch die Bewegung an der frischen Luft erweiterst Du Deine Kapillaren, die feinsten Blutgefäße. Dein Körper wird bestmöglich mit frischem Sauerstoff und allen Nährstoffen versorgt, die er für eine optimale Zellerneuerung braucht, und von belastenden, krank und alt machenden Abfallstoffen gereinigt.

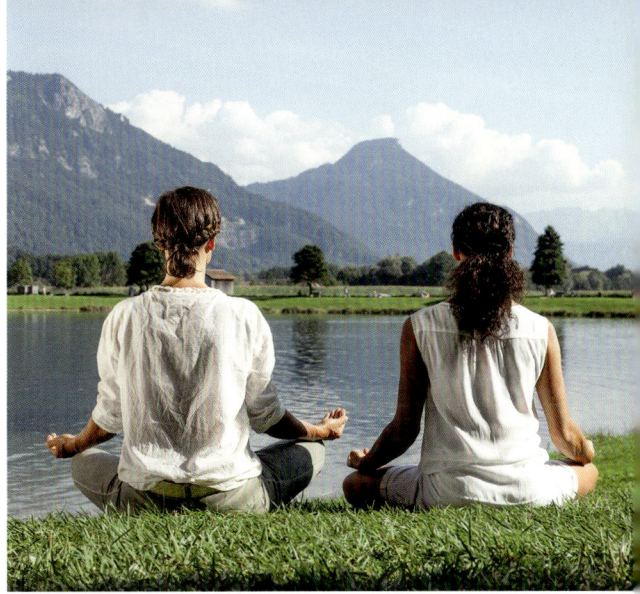

Tanke möglichst oft Sonne und frische Luft und aktiviere Deinen inneren Jungbrunnen.

DEINE ZIELE UND WIE DU SIE ERREICHST

Die Vorstellung, im Alter keine Kraft und Ausdauer mehr zu haben, unbeweglich zu werden und Schmerzen zu haben, ist erschreckend, muss aber nicht zwangsläufig wahr werden. Also, ran an das Training!

Bleib in Form

Gerade für uns von Natur aus etwas »schwächer« gebaute Frauen ist ein gutes Maß an körperlicher Kraft, also an Muskulatur, wichtig. Zum einen, weil trainierte Muskeln durch ihr bloßes Vorhandensein schon im Ruhezustand Fettpölsterchen zum Schmelzen bringen. Mit einem Anstieg des Muskelanteils reduziert sich in der Regel der Körperfettanteil und der Grundkalorienverbrauch, selbst im Ruhezustand, steigt. Das ist sehr positiv, besonders, weil unser Grundumsatz mit den Jahren etwas abnimmt.

Bleib stark auf ganzer Linie

Im Alter sinkt Dein Muskelanteil trotz gleichbleibender Forderung, das ist ein natürlicher Prozess. Um die Zwanzig ist unser Körper am empfänglichsten für Training, Muskeln werden maximal ausgeprägt. Kurze Zeit danach nimmt der Muskelanteil bereits wieder ab. Bei mangelndem Training ungefähr 1 % pro 10 Lebensjahre. Fang also so früh wie möglich an. Anti-Aging-Training ist nicht nur was für »alte Leute«: Den Körper durch angemessenes Training gesund und in der natürlichen Balance zu halten oder wieder zu bringen, ist jederzeit empfehlenswert und möglich!

Indem Du frühzeitig mit Deinem Training beginnst, bremst Du das »Altern«, also Abnehmen Deiner Muskelkraft, ab, oder sorgst für einen gesunden, wieder »altersgemäßen« Zustand. Viele untrainierte Menschen gehen schon mit Mitte 20 »vorzeitig gealtert« gebeugter als ein gut trainierter Rentner.

Bleib aufrecht und koordiniert

Muskeln lassen Dich nicht nur schlank, sondern auch jugendlich aufrecht bleiben beziehungsweise werden: Eine gut und vor allem ausgeglichen trainierte Muskulatur gibt Dir Haltung und Stabilität. Du bleibst ungebeugt und vor allem koordiniert. Mit zunehmendem Alter unsicher auf den Beinen und auch in allen natürlichen Bewegungen zu werden, kannst Du verhindern. Du musst nur Deinen Körper ganzheitlich trainieren: Muskeln funktionieren nie isoliert, sondern immer in sogenannten Muskelketten. Bei jeder Bewegung arbeiten immer mehrere, oft über den ganzen Körper verteilte Gruppen zusammen. Wenn Du einen Muskel trainierst, z. B. mit ei-

ner Trizeps-Übung, trainieren mindestens der Bizeps, die Schulter- und Nackenmuskulatur mit. Sogar die Bauchmuskulatur, wenn Du diese gezielt anspannst, wie ich es in all meinen Übungen empfehle. Je bewusster Du Deine Aufmerksamkeit auf die ganzheitliche Ansteuerung der Muskeln legst, desto effektiver wird Dein Training. Lieber wenige sorgfältige Bewegungen als viele unsaubere! Du besitzt 2 Muskulaturgruppen: 55–60 % große, oberflächliche Muskulatur, die Du für die alltäglichen Bewegungsabläufe brauchst, wie z. B. die Bein- und Pomuskulatur beim Treppensteigen. 40–45 % tiefliegende, klei-

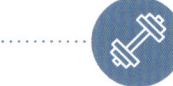

DEINE TRAININGSBAUSTEINE IM ÜBERBLICK

Du kannst diese individuell und einzeln oder als festes Programm genauso wie mehre Programmsessions nacheinander durchführen. Ganz nach Deiner Zeit, Motivation und Deinem Laune-Prinzip. Trainingsvorschläge findest Du ab Seite 108.

1. *Core Stability* für einen stabile Mitte, aufrechte Körperhaltung und sicheres Training
2. *Faszien-Fitness* für mehr Flexibilität, Geschmeidigkeit und Elastizität
3. *Dehnung* für schmerzfreie und optimale Beweglichkeit
4. *Funktionelles Training* für Kraft, Koordination und Sicherheit
5. *Ausdauer* für Stoffwechsel und Herzkreislauf
6. *Mentale Fitness* für einen fitten und unbelasteten Geist

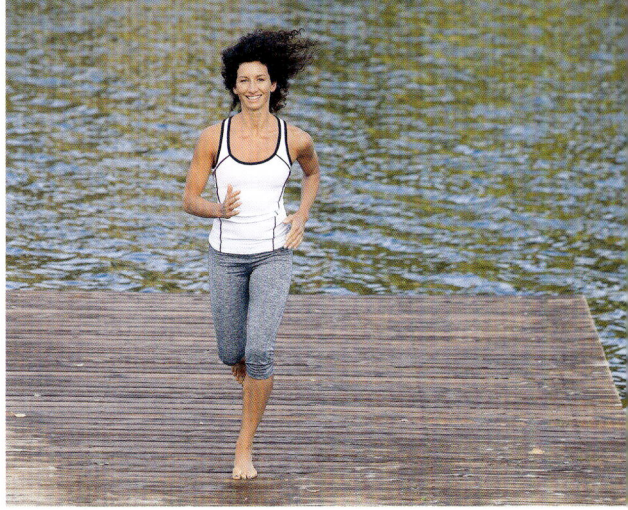

Bleib fit für die »Langstrecke Leben« mit Konditionstraining, beispielsweise Laufen.

ne Muskelgruppen unterstützen die großen Muskeln und sorgen unter anderem für eine aufrechte und stabile Haltung.

Im Kapitel *Core* ab Seite 48 findest Du spezielle Übungen, mit denen Dich dank der Kräftigung der Tiefenmuskulatur von Rücken und Bauch das Alter garantiert nicht beugt.

Im Kapitel *Funktionelles Training* ab Seite 84 findest Du den ganzen Körper fordernde Übungen, sodass Dir in jedem Alter jede natürliche Bewegung und Fähigkeit mühelos gelingt.

Bleib schmerzfrei

Weil unsere Muskeln immer in Gruppen zusammenhängen, kann die Ursache für einen lokalen Schmerz ziemlich weit weg von diesem liegen: Schmerzen in der linken Schulter können z. B. durch Fehlbelastungen im rechten Knie oder Fuß verursacht werden. Alltagsschmerzen z. B. im Nacken oder in der Lendenwirbelsäule können durch ein gezieltes, mobilisierendes und dehnendes Training ausgeglichen werden. Hier biete ich Dir viele Übungen im Praxiskapitel *Dehnen* ab Seite 70 an.

Bleib geschmeidig und beweglich

Denken wir ans Altern, denken wir auch an Stillstand, Erstarren. Wir können uns mit der Zeit aber eben nicht nicht mehr gut oder schmerzfrei bewegen, weil wir gewisse Körperstrukturen überbeansprucht haben. Im Gegenteil: Wir vernachlässigen sie, ein bisschen aus Bequemlichkeit, aber vor allem auch weil wir uns im Alltag einfach nicht mehr oft strecken müssen und in unserer auf Geschwindigkeit fokussierten Welt den Wert der Langsamkeit vergessen haben.

Lange, gehaltene Dehnbewegungen? Sich auf einer Kugel wälzen? Das ist gar kein richtiger Sport? Da machst Du lieber was Richtiges? So verschenkst Du zwei der wichtigsten Komponenten der Anti-Aging-Fitness:

Mit den Triggerübungen aus dem Kapitel *Faszien-Fitness* ab Seite 60 pflegst und »restaurierst« Du mühelos Deine Faszienstrukturen, die mit der Zeit zwar verkleben, aber nicht für immer!

Dehnen ist mehr als ein notwendiges Tun nach und eventuell noch vor dem Sport, es sorgt für Beweglichkeit und, wie schon gesagt, Schmerzfreiheit. Übungen dazu findest Du im Kapitel *Dehnen* ab Seite 70.

Bleib in Schwung

Jung aussehen und beweglich wie ein junger Hupfer bleiben allein reicht nicht. Damit Du Deine äußerliche Topform sehr lange genießen und voll ausschöpfen kannst, bring auch Deine Kondition in Form mit den Tipps und Übungen aus dem Kapitel *Ausdauer* ab Seite 98. Stimmt die Kondition, geht es dem Herzkreislauf gut.

SÄULE 2:
ERNÄHRUNG

....

»Du bist – was Du isst!« In Balance, fit, gesund und vital, also jugendlich frisch und unbelastet, kannst Du nur sein, wenn Du das Richtige zu Dir nimmst. Denn die Nahrung ist nicht nur Dein Kraftstoff, sondern auch der Stoff, aus dem sich Dein sich ständig erneuernder Körper zusammensetzt.

Wenn wir lange jung und vital bleiben wollen, darf uns unsere Nahrung nicht durch ein Zuviel oder Zuwenig an Energie und an Vitalstoffen oder an schädlichen Zusatzstoffen und unverträglichen Bestandteilen schwächen und vorzeitig altern lassen. Wenn sich unser Körper durch die richtige Ernährung aus naturreinen, hochwertigen und ausgewogenen Bestandteilen zusammensetzen kann – und er erneuert sich auf Zellebene ständig, es ist also nie zu spät –, wird er auch selbst in Balance, unbelastet und jugendlich frisch sein und bleiben.

GOLDENE ERNÄHRUNGSREGELN

Iss Clean

Die Moleküle, aus denen unsere Lebensmittel bestehen, sind die Bausteine unserer sich ständig erneuernden Körperzellen (siehe auch Seite 15): Je reiner, natürlicher, qualitativ hochwertiger Deine Lebensmittel

sind, umso besser für einen vitalen Körper, jugendliches Aussehen und umfassendes Wohlbefinden. Unabhängig davon, welches Ernährungskonzept Du verfolgst.

Iss ausgewogen

Völlig egal, nach welcher Methode Du Dich im Moment ernährst. Schlechte oder unausgeglichene Nahrungsaufnahme schwächt Dich. Grundsätzlich macht Dich zu viel Energiezufuhr zu schwer. Sehr fette und zuckerreiche Nahrung kann zu gesundheitlichen Problemen wie Diabetes, Übergewicht, Bluthochdruck und Fettstoffwechselstörungen führen. Hungern oder nichts essen erzeugt enormen und das Altern begünstigenden Stress auf Deinen Körper, Heißhungerattacken und Kopfschmerzen! Gleiches gilt für schnelles Essen. Und wenn Dir durch Hungerkuren oder Fehlernährung Vital-/Mikronährstoffe wie Vitamine, Mineralien und Spurenelemente fehlen, wie sollst Du da von innen heraus strahlen? Deine Vitalität und Kraft leiden!

Iss Dich satt mit ausgewogenen Nahrungsmitteln

Unser Leben hat sich im Vergleich zu früher stark verändert. Körperliche Bewegung nimmt ab. Das meiste wird vom Schreibtisch aus erledigt. Wir verbrauchen deutlich weniger Energie, vor allem in Form von Kohlenhydraten. Mit zunehmendem Alter sinkt unser Verbrauch zusätzlich. Dein Bedarf an Nährstoffen ist dagegen gleich geblieben. Deine Nahrung sollte folglich energiearm, aber mikronährstoffreich sein. Was ein junger Körper an Mangel noch leichter kompensiert, nimmt er mit den Jahren schwerer. Iss anders, aber nicht einfach nur weniger!

»ALTES« ESSEN FÜR EWIGE JUGEND

Welchen Ernährungsansatz Du verfolgst, ist Nebensache, solange Du Dich nicht durch einseitige Diäten stresst und auf hochwertige, unverarbeitete und naturreine Nahrungsmittel zurückgreifst. Ich habe in der Paleoernährung eine einfache Ernährungsform für mich entdeckt, bei der ich durch den Verzicht auf »moderne« Nahrung fast automatisch das Richtige esse. Meine erprobte Variante möchte ich Dir hier kurz vorstellen. 3 meiner Lieblingsrezepte findest Du auf den Seiten 24, 26 und 28.

Ob mein Ansatz auch für Dich passend ist, darfst Du selbst für Dich entscheiden. Es ist ein Angebot.

Paleo basiert auf der Ernährungsweise, für die wir Menschen genetisch vorgesehen waren und immer noch sind. Das Geniale ist, dass Paleo keine strenge und komplizierte

Diät ist, sondern eine Ernährungsumstellung, bei der Du einfach bestimmte Sachen nicht isst, nämlich alles, was nicht schon seit der Steinzeit auf unserem Speiseplan steht. Ebenso alles, was nicht mehr nach seinen Zutaten aussieht. Und damit lässt Du ganz automatisch und ohne viel Lesen leere Kohlenhydrate, Getreide und industrielle, durch Zusatzstoffe belastete Lebensmittel weg. Also alles, was Dir schadet, Dich aus der Balance bringt.

 Eine Liste der erlaubten und verbotenen Lebensmittel kannst Du Dir mit dem QR-Code runterladen.

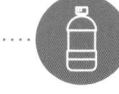

VORTEILE FÜR DEINEN INNEREN JUNGBRUNNEN

- Du erreichst besser Dein Idealgewicht und hast sichtlich mehr Energie – nachhaltig!
- Verbesserung der Blutzuckerwerte und des Blutdrucks
- Verbesserung der Verdauung und Darmflora
- reineres Hautbild
- intensive Nährstoffversorgung
- Vorbeugung von Zivilisationskrankheiten
- weniger Nahrungsmittelunverträglichkeiten
- Verbesserung Deines Schlafes
- weniger depressive Verstimmungen
- bessere Konzentrationsfähigkeit
- verbesserte körperliche und geistige Leistungsfähigkeit
- stabileres Immunsystem
- eine entspannte Übergangsphase zu den Wechseljahren

Steinzeitnahrung

Die Steinzeiternährung orientiert sich an der ursprünglichen Ernährung der Jäger und Sammler vor etwa 2,5 Millionen Jahren. Das ist lange her, aber unsere Genetik funktioniert immer noch so: Was uns damals guttat, tut es auch heute noch. Die Grundlage der Paleoernährung bilden Nahrungsmittel, die in ähnlicher Art und Weise schon unseren Vorfahren zur Verfügung standen. Also unverarbeitete Früchte, Gemüse, Fleisch, Fisch, Nüsse, Samen, Körner, Eier, Kräuter. Diese bilden immer noch eine perfekte Nährstoffversorgung, passen ideal zu Deiner Darmflora und sind, wenn Du auf Bioprodukte zurückgreifst, qualitativ hochwertig und nachhaltig! Iss also Deiner Biochemie entsprechend und aus natürlicher Erzeugung. Hingegen entwickelte sich der Ackerbau von

ISS »BIO-LOGISCH« UND BLEIBE JUNG!

Bauern und Landwirten mit der heute noch stark verbreiteten Getreide- und Milchproduktion erst vor circa 10.000 Jahren. Das brachte Lebensmittel auf unseren Speiseplan, die zwar sehr nahrhaft, aber nicht unbedingt gut für unseren Stoffwechsel und Verdauungstrakt sind.

Erst seit etwa 100 Jahren ernähren wir uns, »dank« der Industrialisierung von Landwirtschaft und vor allem der Nahrungsmittelindustrie, hauptsächlich von stark verarbeiteten Lebensmitteln mit viel Zucker, Weißmehl, Konservierungsmitteln und Pestizidrückständen. Der inflationäre Einsatz von Antibiotika, Hormonen und Co. in den letzten 20 Jahren hat unser »tägliches Brot« vom echten »Lebens«-Mittel endgültig zur Nährstoffzufuhr mit erheblichen Nebenwirkungen werden lassen.

KÜCHENPRAXIS

Achte darauf, Deine Ernährung reich an gesunden Fetten und Eiweißen und reduziert auf größtenteils hochwertige Kohlenhydrate zu gestalten.

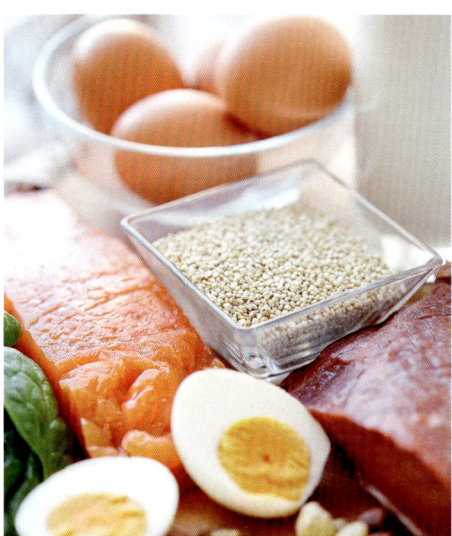

Koche mit unverarbeiteten Lebensmitteln und versorge Dich mit gesunder, vitalstoffreicher Energie.

ISS AUSGEWOGEN

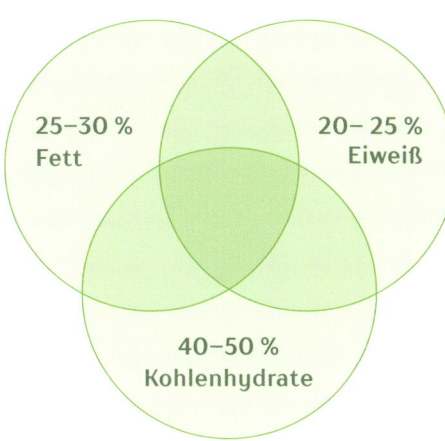

25–30 %
Fett

20– 25 %
Eiweiß

40–50 %
Kohlenhydrate

- *Fett (9 kcal pro Gramm):* vor allem hochwertige pflanzliche Fette und alle mehrfach ungesättigten Fette (Omega 3: Walnussöl, Hanföl, Leinöl, grünes Blattgemüse, Fisch und Meeresfrüchte; Omega 6: Kürbiskernöl, Arganöl; Omega 9: Olivenöl) wählen; Transfettsäuren wie Margarine, Backfett, Schokolade etc. vermeiden; gesättigte Fettsäuren und tierische Fette stark reduzieren.
- *Eiweiß (4,1 kcal pro Gramm):* vor allem pflanzliches Eiweiß und Fisch; dunkles, rotes Fleisch von Rind, Lamm, Wild; Geflügel und Schwein sparsam; maximal 7 Eier pro Woche; Hülsenfrüchte und Sojaprodukte stark reduzieren (Saponine), Milchprodukte stark einschränken.
- *Kohlenhydrate (4,1 kcal pro Gramm):* vor allem hochwertige aus Gemüse und Obst; Getreide- und Stärkeprodukte, Brot, Nudeln, Reis, Mais und Süßigkeiten aller Art stark reduzieren oder ganz streichen.

ISS DICH JUNG
Was dich nährt und unterstützt

Gemüse: reichlich als Basis; Deine Ballaststoffquelle und Lieferant von pflanzlichen Sekundärstoffen.

Fleisch: liefert in Maßen verzehrt wertvolle Proteine, gesunde Fette und einige Vitamine, die nur aus tierischen Quellen bezogen werden können. Auf gute Qualität und artgerechte Haltung achten!

Fisch und Meeresfrüchte: wichtige Lieferanten für Eiweiß und essenzielle Omega-3-Fettsäuren. Gute Qualität und Nachhaltigkeit ist wichtig!

Bio-Eier: wichtige Nährstofflieferanten (gute Fette, Proteine und Vitamine), die lange satt machen; maximal 7 Eier pro Woche!

Nüsse und Samen: liefern gesunde, kompakte und lang anhaltende Energie. Maximal eine Handvoll pro Tag.

Öle und Fette: Hochwertige, kaltgepresste Pflanzenfette (Olivenöl, Kokosöl, Avocadoöl) sind wertvolle Energielieferanten; und geklärte Butter (Ghee); auf raffinierte Fette verzichten!

Kräuter und Gewürze: aus biologischem Anbau unbegrenzt erlaubt; viele Kräuter und Gewürze sind voller heilsamer Wirkstoffe.

Was Dir richtig guttut

Folgende Lebensmittel sollten so oft wie möglich auf Deinem Speiseplan stehen, wenn nicht sogar täglich:
- Omega-3-Fette in unterschiedlicher Form
- hochwertiges kaltgepresstes Kokosöl
- hochwertiges kaltgepresstes Olivenöl
- Kokosmilch als Alternative zu Kuhmilch
- Apfelessig

EIWEISS-BROT
FÜR KRAFT UND KONZENTRATION

....

4 Eier | 1 reife Banane | 1 TL Natron | 1 TL Weinstein Backpulver | 1 TL Meersalz |
150 g Naturjoghurt (1,5–3,5 % Fett) | 75 ml Olivenöl | 350 g gemahlene Nüsse
(gemischt aus Mandeln, Haselnüssen, Walnüssen) | 100 g Mandel-Mehl | 50 g Saaten-
mix (Leinsamen, Sesam, Chiasamen, Kürbiskerne, Sonnenblumenkerne)

1. Den Backofen auf 175 °C Umluft vor-
heizen. Eine Kastenform mit 30 cm mit
Backpapier auslegen. Die Eier trennen.
Das Eiweiß steif schlagen und kühl stellen. Die Eigelbe in einer großen Schüssel schaumig rühren.

2. Die Banane schälen, mit einer Gabel
zerdrücken und sorgfältig mit dem Ei
verrühren. Natron, Backpulver, Meersalz
und Joghurt einrühren. Anschließend
das Olivenöl einarbeiten. Die Nussmi-
schung mit dem Mehl und den Saaten

vermengen. Portionsweise in die Ei-
masse einarbeiten, bis ein dicker, zäher
Teig entstanden ist. Zum Schluss den
Eischnee unter den Teig heben.

3. Den Teig in die Form füllen. 45–50 Minuten bei 175 °C backen, dann weitere
10–15 Minuten bei 150 °C, bis an einem Holzstäbchen nichts mehr kleben
bleibt. Das Brot zum Auskühlen auf ein
Gitter stürzen. Hält in einer Dose und
im Kühlschrank gut 1 Woche. Lässt sich
auch gut einfrieren.

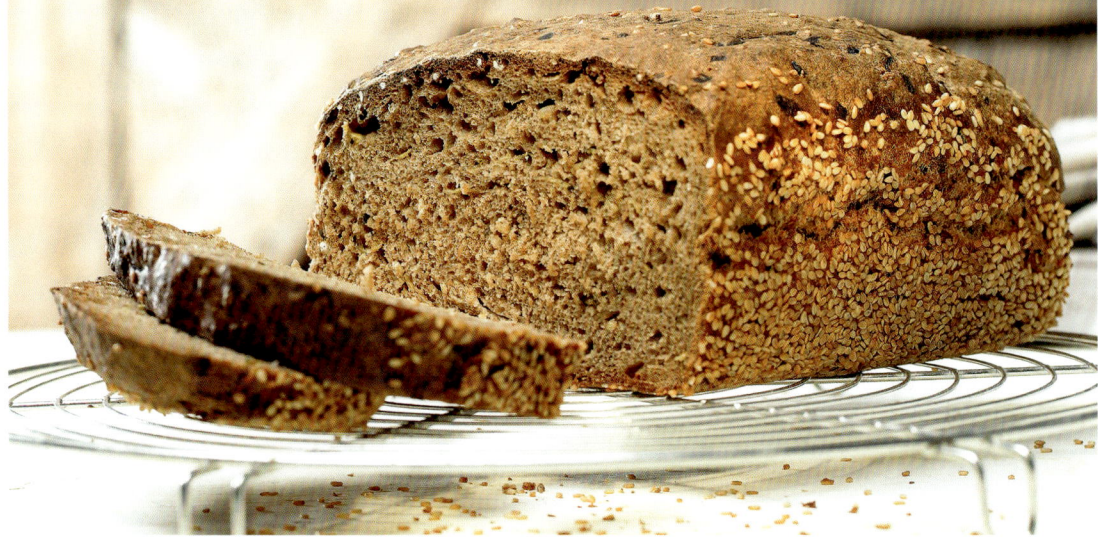

- Zitronen- oder Limettensaft
- Ingwer
- Rosmarin
- Kurkuma
- Zimt zum Süßen
- Vanillepulver zum Süßen
Und auf alle Fälle täglich:
- grüner Apfel
- grüner Tee
- rohe, gekochte oder gebratene Zwiebeln

Was Dich belastet

- **Getreideprodukte** (Brot, Nudeln, Reis ...) enthalten viele Antinährstoffe, sogenannte leere Kohlenhydrate mit wenigen Nährstoffen und fördern Fettleibigkeit, Diabetes, Alterungsprozess, Allergien, Verdauungsbeschwerden.
- **Hülsenfrüchte** enthalten, ähnlich wie Getreide, viele belastende Inhaltsstoffe, die Dich eher schwächen.
- **Milchprodukte** Milchzucker, Milchproteine und Hormone in der Milch können Verdauungsprobleme hervorrufen. Auch Dein Hormonhaushalt kann aus dem Gleichgewicht geraten. Ganz weglassen oder mal ein paar Wochen verzichten und den Unterschied feststellen.
- **Zucker, Süßigkeiten und zuckerhaltige Getränke** beeinflussen intensiv Deinen Insulinspiegel und führen zu Gewichtszunahme; fördern bei übermäßigem Konsum Diabetes.
- **Raffinierte Pflanzenöle und Fette:** stark verarbeitete und hoch erhitzte vermeiden – ungünstiges Fettsäure-Verhältnis und schnelle Oxidation, dazu gehören Sonnenblumenöl, Distelöl, Rapsöl, Erdnussöl!

- **Industriell verarbeitetes Fleisch** wie Wurst, Hamburger etc. enthalten oft viel Zucker, Geschmacksverstärker und Farbstoffe – weglassen!

LEBENSELIXIERE

- **reines, natürliches Wasser**
- **Ingwer am Morgen** regt Deine Verdauungssekrete an, hat keimtötende Eigenschaft und wirkt reinigend auf das Blut, die Schleimhäute und den Darm. Als Tagesdosis sind 2 bis maximal 4 g frischer Ingwer empfehlenswert.
- **Pfefferminztee während des Tages** kühlt bei warmen Temperaturen wunderbar. Sehr fein mit etwas Zitrone oder Holunder. Und gibt Dir am Abend ein wohliges, ruhiges Gefühl für Körper und Geist. So schläfst Du besonders gut.
- **Frisch gepresste Zitrone oder Limette:** Die Vitamin-C-Bombe entsäuert Dein System, strafft das Bindegewebe, reinigt Deinen Körper. Zitrone fördert die Wundheilung, da sie natürlich antiseptisch wirkt. Du beugst so Infektionen vor und Dein Immunsystem wird gestärkt und verschiedenen Krankheiten vorgebeugt. Heißes Zitronenwasser, natürlich ohne Zuckerzusatz, regt die Thermoregulation an, was sich ebenfalls toll auf Deinen Stoffwechselvorgang auswirkt. Hilft beim Abnehmen und Gewichtreduzieren.

AVOCADO-EI-CREME
STRAFFT & FORMT

....

1 weiche Avocado | 1 mittelhart gekochtes Ei | Salz und frischer Pfeffer nach Geschmack | 1 guter Spritzer frischer Limettensaft (alternativ Zitrone) | 1 TL Balsamico-Creme | Chili- oder edelsüßes Paprikapulver nach Geschmack

1. Für 1 Portion die Avocado halbieren, das Fruchtfleisch mit einem Löffel herausschaben und in eine Schüssel geben. Das Ei schälen, vierteln, klein würfeln und zur Avocado geben.

2. Etwas Salz, Pfeffer und Limettensaft hinzugeben und alles mit einer Gabel zu einer Creme zerdrücken und verrühren. Nochmals mit Pfeffer, Salz, Balsamico und, je nach gewünschter Schärfe, mit Chili- oder süßem Paprikapulver ab-

schmecken. Passt super zum Eiweißbrot von Seite 24 als Aufstrich, zu gebratenem Lachs oder Steak als Beilage oder als Dip zu Rohgemüse-Sticks.

TIPP: Der Dip steckt voller hochwertiger Fettsäuren und Eiweiß und wird somit zum kraftvollen Anti-Aging-Food. So oft wie möglich genießen! Probiere doch mal eine Variante und mische sehr klein gewürfelten Tomaten oder Paprika unter die Avocadocreme.

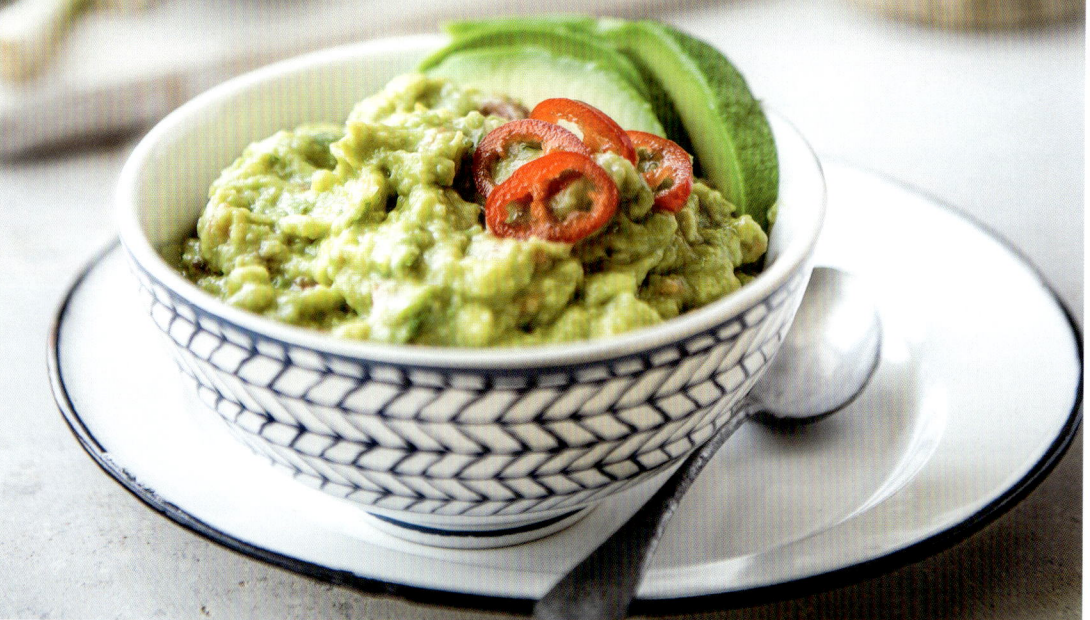

AUF DEN PUNKT GEBRACHT

Mit diesen »10 + 5«-Regeln kannst Du nachhaltig Deine Ernährung zu einem wahren Jungbrunnen umstellen:

Die 10

1. Pro Mahlzeit mindestens 20–30, maximal 60 Minuten Zeit nehmen. Iss dabei langsam!
2. Maximal 3 feste Mahlzeiten pro Tag. Dein Insulinspiegel wird gesenkt und Dein Stoffwechsel auf Hochtouren geschaltet!
3. Mach mindestens 4,5–5 Stunden Pause zwischen den einzelnen Mahlzeiten, um den Stoffwechsel zu aktivieren und Insulinschwankungen zu vermeiden.
4. Bei unstillbarem Hunger zwischendurch zu leichter Eiweißkost, Naturjoghurt etc. oder einer Portion Obst oder Nüssen greifen.
5. Schließe Dein Frühstück mit viel Obst und Gemüse bis 10:00 Uhr ab.
6. Schließe Dein Mittagessen bis 15:00 Uhr ab.
7. Schließe Dein Abendessen bis 21:00 Uhr ab. Danach kann sich der Körper in Ruhe auf den Verdauungsprozess konzentrieren.
8. Trinke viel und reines, am besser stilles Wasser: mindestens 2–3 Liter/Tag, 1,5–2 Liter davon bis zum Mittag.
9. Verzichte auf Fruchtschorlen und mische mindestens 3 Teile Wasser auf 1 Teil Saft.
10. Maximal 3 Tassen Kaffee oder schwarzer Tee pro Tag. Bevorzuge Kräuter- oder Grüntee. Früchtetee übersäuert Dich!

Die 5

1. Pro Mahlzeit nur 1, maximal 2 Eiweißsorten, idealerweise pflanzliches. Vermeidet Übersäuerung.
2. Bei sehr fettigem (tierisch) oder kohlenhydratreichem Essen, Süßwaren etc. sehr viel Wasser dazu trinken.
3. 1x pro Tag für mindestens 30 Minuten an der frischen Luft bewegen, auch Spazierengehen gilt. Die Sonnenstrahlung regt die Vitamin-D-Produktion und den Stoffwechsel an und macht stressresistenter.
4. In Gesellschaft essen! Du isst dabei langsamer, weniger und im Normalfall qualitativ bessere Nahrungsmittel.
5. »Dinner Cancelling«: Verzichte 1 x pro Woche aufs Abendessen und nimm die letzte Mahlzeit bis 15:00 Uhr ein. Dein Stoffwechselturbo!

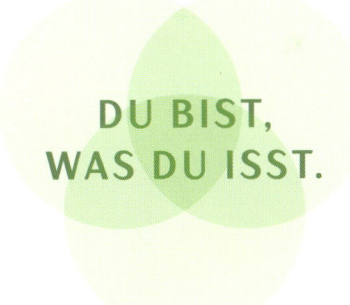

DU BIST, WAS DU ISST.

ERI'S NUSSMÜSLI
GESUNDE POWER

....

100 g Sesam | 100 g Kürbiskerne | 100 g Sonnenblumenkerne | 200 g gehackte Mandeln | 200 g gemahlene Haselnüsse | 200 g gemahlene Mandeln | 100 g Chiasamen | 100 g Kokosraspeln | 100 g Quinoapops | 100 g Amaranthpops | 100 g dunkle Leinsamen | 100 g helle Leinsamen | 100 g geschrotete Leinsamen | 300 g gemischte ganze Nüsse

1. Sesamsamen, Kürbiskerne, Sonnenblumenkerne und die gehackten Mandeln in einer Pfanne ohne Fett in 5–7 Minuten anrösten. Abkühlen lassen.

2. Die gerösteten Saaten mit allen anderen Zutaten mischen und in Aufbewahrungsdosen oder Gefäßen mit Deckel abfüllen. Die etwa 2 kg Müsli reichen für 30–40 Portionen à 50–75 g.

SERVIEREN: Kann eingeweicht werden mit Joghurt, Wasser, frischem Orangensaft, Mandelmilch, laktosefreier Milch oder jeder anderen Flüssigkeit, die beliebt. Dazu passt jede Art von Obst. Bei Bedarf mit Honig, Ahornsirup oder Kokosblütenpulver süßen.

TIPP: Ich streue gerne Zimt oder frisches Vanillepulver über mein Frühstücksmüsli.

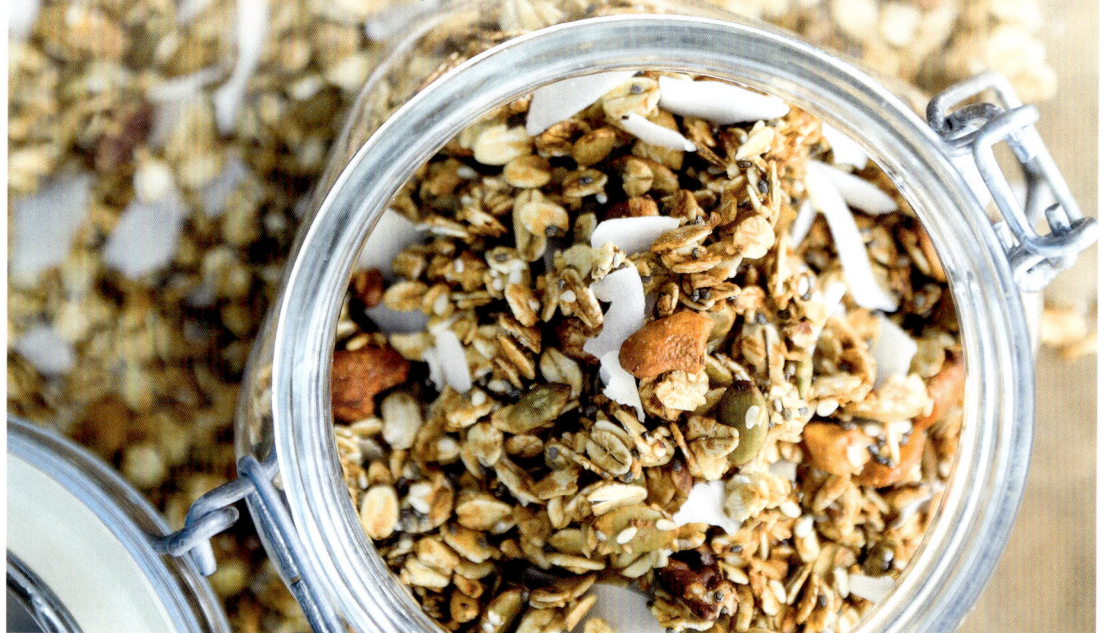

SÄULE 3:
MENTALE FITNESS

....

Körper und Geist bedingen einander. Du bist immer auch so alt, wie Du Dich fühlst. Und darüber bestimmst nur Du: mithilfe Deiner inneren Einstellung. Mit mentalem Coaching schaffst Du es, Deinen Geist beweglich und unbelastet zu halten. Denn negative Denkweisen mistest Du aus. Eine Jungkur für die Seele!

Eine bewusste Lebensweise mit regelmäßigem Entspannungs- und Motivationstraining gibt Dir die Kraft, dich positiv zu verändern, eingefahrene Gewohnheiten abzulegen, mehr Sport zu machen, eine Ernährungsumstellung durchzuziehen. Aber auch, Dich über viele Lebensjahre hinweg unbelastet und voller Lebenslust und -energie zu erhalten, ganz egal, womit das Leben Dir begegnet. Midlife-Crisis oder Trauer über die verlorene jugendliche Leichtigkeit kommen so erst gar nicht auf, wenn Du Dich mit meinem »Gute-Laune-Mental-Coaching für die Seele« pflegst.

TRAINING FÜR DAS UNBEWUSSTE

Entspannungsübungen findest Du ab Seite 34. Hier möchte ich Dir mit meinen Mental-Übungen erst einmal zeigen, wie Du negative Denkmuster, die »Sorgenfalten« Deiner Seele nachhaltig glättest.

Diese »Kratzer des Lebens« sieht man nicht so leicht wie Fältchen oder Problemzonen. Sie wirken im Unbewussten und schwächen Deine mentale Fitness. Negative Denkmuster sind verinnerlichte pessimistische Glaubenssätze, die wir mit der Zeit aufbauen.

Vom inneren Schweinehund

Ich fange, als erfahrene Personaltrainerin, mal mit einem Sportbeispiel an: Du willst Dein neues Trainingsprogramm endlich starten. Eigentlich ist alles wunderbar, neue Klamotten, das Übungsprogramm liegt bereit, Deine Motivation ist groß. Und dann … passiert nichts. Warum? Weil Dein innerer Schweinehund größer ist oder »irgendetwas« Dich daran hindert. Eine Kollegin braucht genau jetzt Deine dringende Hilfe, Dein Kind muss unerwartet von der Schule abgeholt werden … Eigentlich stehst nur Du Dir selbst im Weg. Warum? Weil Du unbewusst nach Ausreden suchst. Oberflächlich willst Du, aber in Dir drin will etwas nicht.

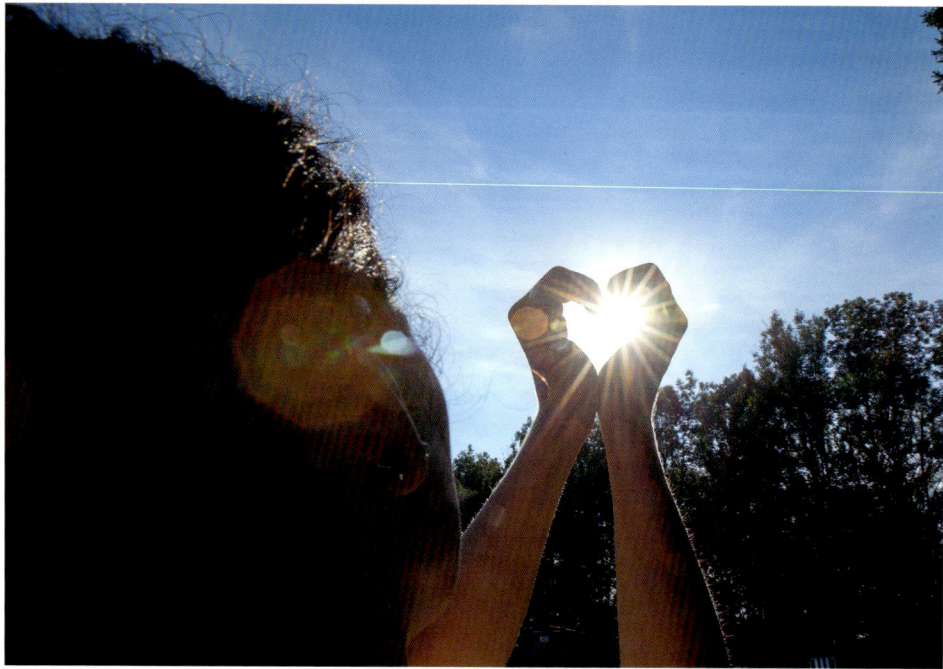

Du selbst hast Dein Glück in der Hand: Trainiere mit Affirmationen positive Denkmuster!

Deine Seele lernt nie aus

Wenn Du lernst, Dein unterbewusstes Handeln, deine Gewohnheiten zu verändern, hast Du den Schlüssel zur ewigen Jugend in Deinem Kopf und Herzen gefunden. Nicht nur, weil Du Dich dann zu meinem Sportprogramm oder einer Ernährungsumstellung bewegen kannst, sondern weil Du jeden Bereich Deiner Persönlichkeit formen kannst, als wärst Du gerade erst geboren! Im Laufe des Lebens bauen sich so manche negativen Denkmuster auf. Wenn wir die akzeptieren, stehen wir still, verlieren die Lebenslust. Was schätzt Du, wie viel Prozent Deiner Handlungen führst Du bewusst und willentlich aus? Treppensteigen, Lesen ... Das meiste machst Du automatisch, »aus Gewohnheit«. Genau genommen sind es gerade mal 4–8 % Deiner Handlungen, die Du bewusst und willentlich ausführst. 92–96 % geschehen unterbewusst.

Müssten wir alles ganz bewusst ansteuern, wäre unser Kopf reichlich überlastet. Mit der Zeit lernen wir immer mehr Dinge. Was anfänglich hart erarbeitet wurde, geht uns immer leichter, automatisch von der Hand. Aber nicht alles, was wir »verinnerlicht« haben, ist gut. Viele unserer Gewohnheiten, negative Denkweisen, falsche Ernährung, Rauchen, sind nicht »altersweise«.

DEIN MENTAL-COACHING

Mentaltraining wurde ursprünglich für Astronauten entwickelt, die Extremsituation im All aushalten müssen: Sie sollten dadurch in der Lage sein, negative Gedankenmuster zu durchbrechen. Diese Fähigkeit hat jeder Mensch von Natur aus. Du bestimmst durch Deine innere Einstellung, ob eine Situation für Dich Glück oder Unglück bedeutet, ob Du zuversichtlich oder angsterfüllt bist. Du bestimmst durch die Kraft Deiner verinnerlichten positiven oder negativen Gedankenmuster Deine Realität. Am Anfang Deines Lebens bist Du noch ein unbeschriebenes Blatt, es kann aber sein, dass Du Dich mit zunehmender Lebenserfahrung mehr und mehr in einer pessimistischen Sichtweise festfährst. Du kannst Dich aber jederzeit umprogrammieren. In meinem Buch möchte ich Dir einige Praktiken für zu Hause zeigen.

Identifiziere negative Denkmuster

Das funktioniert über eine Bestandsaufnahme Deiner Emotionen: Positive unterstützen und stärken Dich. Negative schwächen und blockieren Dich. Angst, Unsicherheit, Neid oder innere Leere entstehen durch emotionales Ungleichgewicht, ausgelöst oft auch durch äußerliche Ereignisse, noch mehr aber durch unterbewusst wirksame negative Denkmuster. Die kannst Du Dir mithilfe achtsamer Selbsterforschung bewusst machen und umwandeln.

Erforsche Deine Emotionen: Erstelle eine Liste und schreib auf die linke Seite alle Emotionen, die dich stärken, auf die rechte Seite alle Gefühle, die Dich schwächen. Ergänze die Liste täglich, besonders am Anfang braucht die Selbsterforschung etwas Übung. Lies die Liste täglich durch. Bitte Dein Innerstes, dass sich Deine stärkende Seite deutlicher in Deinem Leben zeigen darf. Die schwächenden Gefühle nimmst Du dankend an, egal in welcher Form und Konsequenz diese sich in der Vergangenheit gezeigt haben. Dann lass diese zunehmend gehen. Denn jetzt ist die Zeit zu wandeln. Für jede negative Emotion gibt es eine positive! Das funktioniert über die Umformulierung der Emotionen in die dahintersteckenden Überzeugungen:

Programmiere Dich um mit positiven Glaubenssätzen

Emotionen sind immer in Glaubenssätzen, also Affirmationen, reformulierbar. Diese negativen Glaubenssätze wirken in Dir als innere Überzeugungen unbewusst. Du kannst sie aber identifizieren, positiv umformulieren und durch Wiederholung zu Deinen neuen Glaubenssätzen machen. Formuliere negative Emotionen in Glaubenssätze, dann hast Du ein negatives Denkmuster identifiziert. Kehr den Satz um und wiederhole ihn täglich, bis der positive den alten, negativen ersetzt.

Beispiel: »Ich muss fleißig sein und viel machen, damit ich geliebt werde.« Wenn Du in diesem Glauben lebst, wirst Du Dich ständig gestresst abrackern und hast gar keine Zeit für die Zuwendung, die Dir Deine Lieben einfach so schenken. – Die Umkehrung wäre: »Meine Familie und meine Freunde lieben mich einfach so, wie ich bin.«

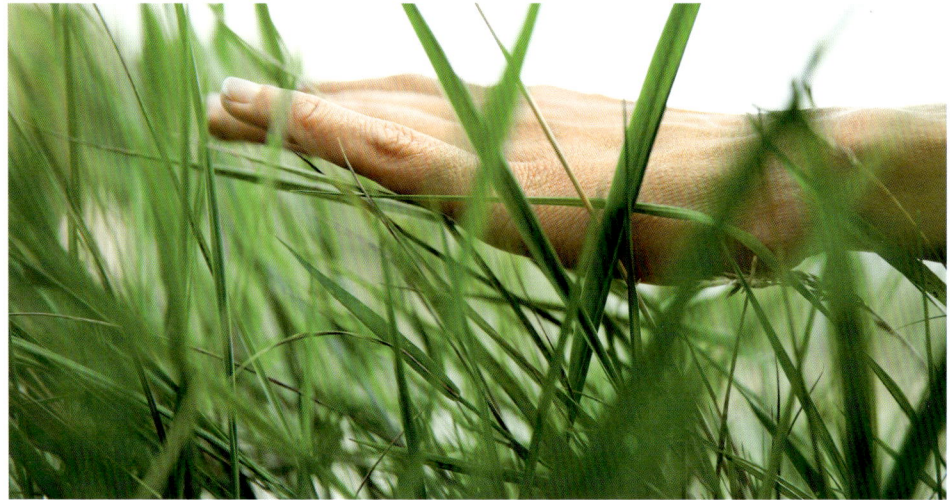

Achtsame Naturwahrnehmung kann Dir helfen, auch Deine Selbstwahrnehmung zu trainieren.

Wie oft muss ich meinen Geist üben?

Mentaltraining funktioniert anders als Körpertraining: Während sich unser Körper laufend erneuert und dementsprechend auch bei Trainingsstopp wieder Kraft abbauen würde, kannst Du mentale Schwachstellen, negative Denkmuster, nach einer oder einigen mentalen Coachingeinheiten als gelöst betrachten. Pro »Thema« braucht es 3-7 x »Hinsehen«. Am Anfang musst Du positive Glaubenssätze oder Verhaltensweisen sehr oft wiederholen. Irgendwann verfestigen sie sich aber, werden zur Gewohnheit und funktionieren, ganz wie die alten, negativen Denkmuster, unbewusst und leicht. Mentales Coaching und eine achtsame Lebensweise helfen nicht nur bei Problemen. Je mehr Du mit der Zeit Deines Lebens entdeckst, desto mehr entwickelst Du Dich und Deine wahre Persönlichkeit kommt zum Vorschein. Auch hierbei unterstützen Dich Selbstreflexion und mentales Coaching. Genauso bei jedem neuen unbewussten Erlebnis in Deinem Alltag.

POSITIVE DENKPRAXIS

Warm Up

Bewegung ist das beste Warm Up für den Geist: In meiner Arbeit als Coach schwöre ich auf die Kombination von körperlichem Training und anschließendem Coaching. Es wirkt in dieser Reihenfolge deshalb so gut, weil Du durch die körperliche Aktivität, das gezielte physische Auspowern Dein ganzes System aktivierst und gleichzeitig beruhigst. Somit ist Dein Geist vorbereitet: Durch die

Konzentration auf und die Erschöpfung durch das Körpertraining bist Du nicht mehr von außen abgelenkt und ganz bei Dir. Deine anschließenden Mentalübungen können ungestört hervorragend wirken.

Übung in Wertschätzung

Nimm Dir die Zeit und erstelle eine Dankbarkeitsliste. Notiere täglich mindestens 20 Punkte, für die Du in Deinem Leben dankbar bist. Bestimmt fallen Dir sogar mehr ein! Denk genau nach, und Du wirst genug finden, wofür Du dankbar sein kannst. Wenn es Dir vielleicht auch zuerst banal, selbstverständlich, klein vorkommen mag, Dankbarkeit unterstützt und nährt am allermeisten Deinen Veränderungsprozess hin zu einer positiven Denkweise.

Du kannst beispielsweise dankbar sein für

- das Vogelgezwitscher am Morgen
- die Sonnenstrahlen, die Dich morgens wecken
- den Regen, der die Natur schön grün sein lässt
- die Sonne, die auf dem Wasser glitzert
- das Kitzeln der Grashalme unter Deinen Fingern

MACH DANKBARKEIT ZU DEINER ALTERSVORSORGE.

DEIN TÄGLICHES KURZ-MENTALTRAINING

1. Zähle auf, wofür Du dankbar bist.
2. Schließe Deine Augen und mach Dir drei Komplimente.
3. Mach einer anderen Person ein aufrichtiges Kompliment.
4. Umarme jemanden herzlich.
5. Melde Dich bei einer anderen Person, von der Du lange nichts gehört hast.
6. Sing laut im Auto oder unter der Dusche.
7. Lach Dich herzlich im Spiegel an.
8. Mache Dir noch mal 3 Komplimente.

Übung »Glückskonto«

Eröffne Dein persönliches Glücks-Tagebuch, mindestens im Kopf. Am besten führst Du eine Liste. Die meisten schönen Dinge des Lebens nehmen wir für selbstverständlich oder übersehen sie, weil sie klein wirken neben den vielen Alltagslasten. Wir warten auf das große Glück und sind frustriert, wenn es ausbleibt. Wenn wir die vielen kleinen Glücksfaktoren aber einmal laut aussprechen, werden sie greifbar, die Stimme negativer Denkmuster wird es immer schwerer haben: »Zahle« auf Dein Glückskonto täglich all die Momente, Erlebnisse und Situationen ein, die Dich glücklich und zufrieden machen. Du kannst damit Dein Unterbewusstsein glücklich »füttern«. Erinnere Dich bei Verstimmungen an Dein Glücks-Konto. Denn hierauf kannst Du ab sofort und immer zurückgreifen.

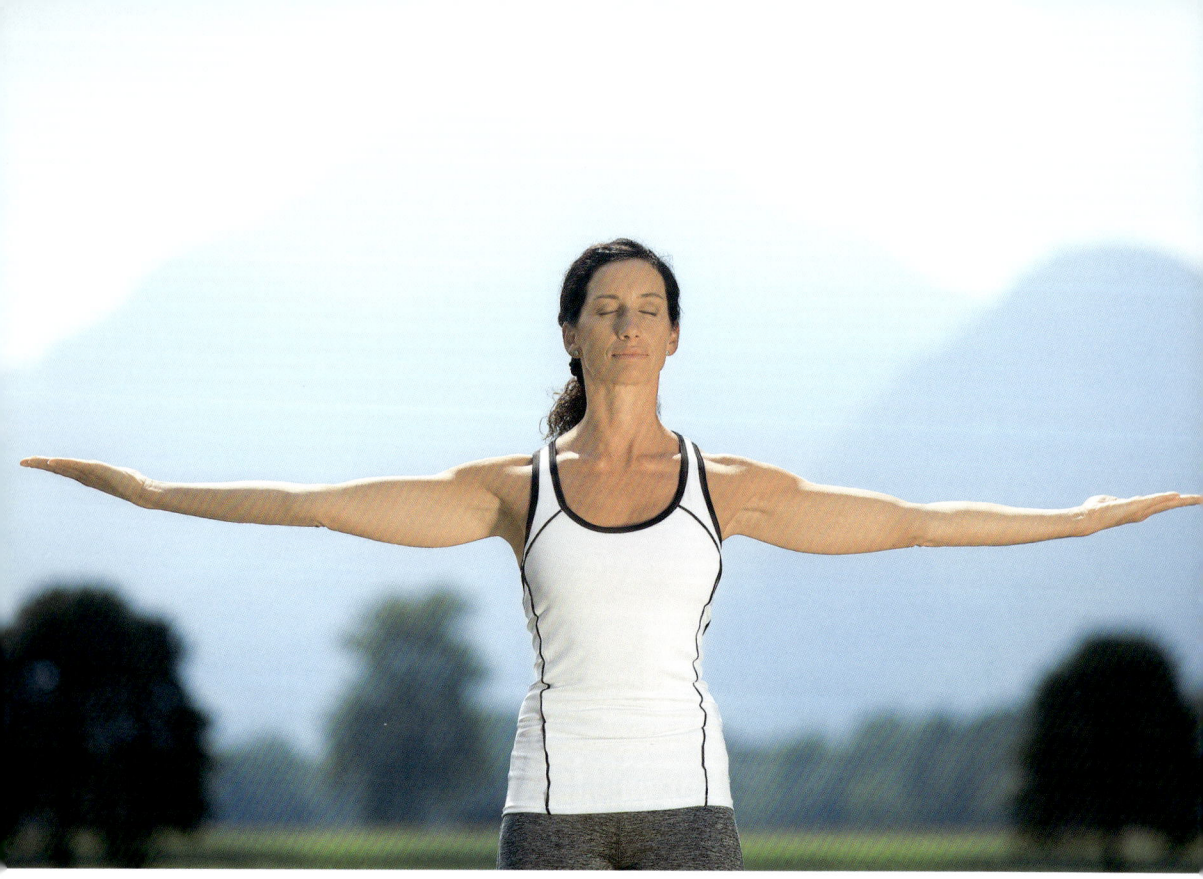

ENTSPANNUNGS-
TRAINING

....

In diesem Kapitel lernst Du, wie es Dir gelingt, Körper und
Geist »herunterzufahren« – denn nur, wer auch mental in Balance ist,
erhält sich seine jugendliche Frische.

MENTALE FITNESS – WAS IST DAS?

Meditationen, Erdungsübungen, Kraftorte …? Deine erste Reaktion ist jetzt vielleicht: »Für diesen esoterischen Blödsinn ist mir meine Zeit zu schade.« Doch die Wirksamkeit von Entspannungsübungen auf Körper und Geist ist längst erwiesen und Du brauchst auch keine Räucherstäbchen, um mit den Übungen in diesem Kapitel zur Ruhe zu kommen. Ein gesunder Körper erfordert einen gesunden Geist – und an diesem arbeiten wir auf den folgenden Seiten.

WAS OHNE RUHEPAUSEN GESCHIEHT, IST NICHT VON DAUER.

Ovid

Körper und Seele im Gleichgewicht

Wer viel gefordert wird, ob im Beruf oder privat, der braucht auch Zeit, um abzuschalten, zu entspannen und Erholung zuzulassen. Das fängt bei Deinem Alltag an. Es ist wichtig, sich regelmäßig zu bewegen und aktiv zu sein. Genauso essenziell ist es aber auch, den Aktivitätsbutton zum Ausgleich ganz auf »Off« zu stellen. Gerade aktive, selbstbewusste und viel beschäftige Frauen sparen häufig an den Ruhezeiten. Das bringt jedoch auf Dauer Körper und Seele aus der Balance. Um das zu verhindern, helfen uns zum Beispiel Achtsamkeits- und Meditationsübungen. Ein weiterer wichtiger Faktor ist ausreichend Schlaf – gönne ihn dir, Dein Körper braucht diese Ruhezeit.

Einen Wohlfühlraum schaffen

Bevor Du mit Achtsamkeitstraining und Meditation beginnst, ist es wichtig, wie im Einleitungskapitel schon erwähnt, dass Du Dir einen Raum gestaltest, der Deine Regenera-tion, Dein »Auftanken«, Deine »Zeit mit Dir«, intensiv unterstützt. Gestalte Dir einen schönen Wohlfühlraum zum Ankommen. Er kann fast überall sein – in Deinem Zuhause, in der Natur, in der Arbeit … Es ist ein Raum nur für Dich. Dein Rückzugsort. Schaffe Dir dort eine schöne Atmosphäre und ein Umfeld, in dem Du dich rundum zufrieden fühlst. Dieser Platz kann im Lauf der Zeit variieren, kann wechselnd im Freien oder drinnen sein. Nicht immer wirst Du die Gelegenheit haben, Deinen Wohlfühlraum aufzusuchen. Achte aber selbst bei kurzen Übungen darauf, einen Ort zu finden, an dem Du dich ungestört und unbeobachtet fühlst. Das macht den Einstieg leichter. Später wird es sicher so sein, dass Du schneller und mit weniger Vorbereitung Deine Achtsamkeitsübungen an wechselnden Kraftorten durchführst.

Es gibt kein Richtig oder Falsch

Im folgenden Kapitel sind die Übungen so ausgewählt, dass Du diese am besten mehrfach durchliest und dann eigenständig frei umsetzt. Es gibt dabei kein Richtig oder

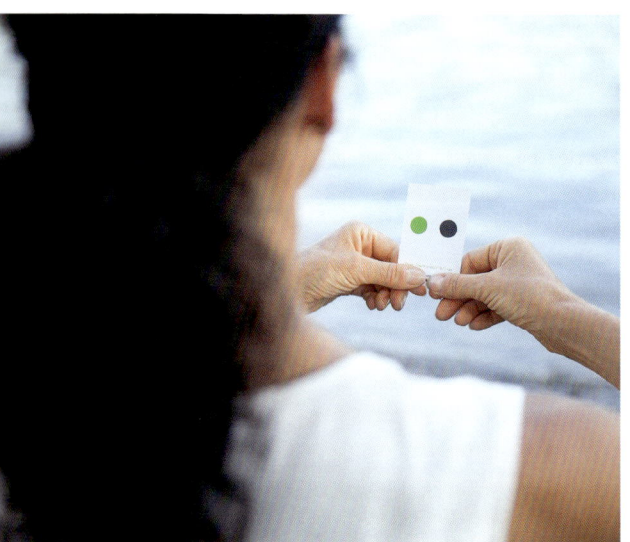

Eine Konzentrationskarte passt in jede Tasche. Du kannst sie kaufen oder selbst machen.

Falsch. Wenn Du einen Teil der Übung vergisst, verliert sie damit nicht ihre Wirkung! Lass Dich nicht verunsichern, sondern höre auf Deine innere Stimme, sie weiß, was für Dich gut ist. Vertrau Dir dabei. Du kannst nichts falsch machen.

Trainingsempfehlung

Hier gilt – so oft wie möglich. Die Vielfalt an Entspannungsmethoden und -übungen im folgenden Kapitel ermöglicht Dir, dass Du je nach Tagesverfassung die passende Variante findest, die Dir bewusste und achtsame Erholung für Deine Seele schenkt. Natürlich kannst Du auch einfach einmal nichts tun, Zeit mit Freunden verbringen, Dir eine Massage gönnen oder eine Tasse Tee – hier gilt: was immer Dir guttut, ist richtig.

- **Atmung**
  Komme für Deine Übung erst mal zur Ruhe und in Deine Mitte. Konzentriere Dich dazu auf Deinen Atemrhythmus und spüre, wie Du immer ruhiger wirst. Bewusst einatmen, bewusst ausatmen. Deinen Atem fließen lassen (siehe auch S. 16). Erst dann starte mit Deiner tatsächlichen Übung.

- **Meditationstexte**
  Bitte jemanden, Dir diese vorzulesen. Oder Du nimmst die Texte mit Smartphone oder Diktiergerät auf.

 Meine 2 Lieblings-Meditationen kannst Du Dir per QR-Code herunterladen.

- **Konzentrationskarte**
  Bei dieser Vorübung synchronisierst Du Deine rechte und linke Gehirnhälfte und erlangst schnell und unkompliziert einen klaren Fokus und Konzentration.

Mal Dir 2 verschiedenfarbig ausgefüllte Kreise mit 1 cm Durchmesser im Abstand von 1 cm zueinander auf ein Stück Karton (Visitenkartengröße). Betrachte nun konzentriert aus 15–30 cm Abstand die beiden Kreise, bis sie ineinander verschwimmen und ein 3. Kreis die beiden zu verbinden scheint. Lass Dir Zeit, vielleicht gelingt die Übung nicht auf Anhieb, das kann vorkommen.

… **und nun: Zeit, Dich zu entspannen!**

4-ELEMENTE-AUSGLEICH

Diese einfache Übung schult Deine Wahrnehmung und sensibilisiert Dein ursprüngliches Bauchgefühl, befreit es von der Übermacht des »Denkerkopfes«. Du lernst besser zu spüren, was Dir guttut.

....

Du kannst diese Übung überall, am besten aber in der freien Natur ausführen.

1. Such Dir einen ruhigen Ort. Wähle für jedes Element einen Gegenstand aus, z. B. einen Stein für Erde, eine Frucht für Feuer, eine Pusteblume für Luft, eine Muschel für Wasser.
2. Lege die 4 Elemente wie ein Viereck mit 2–3 m Abstand auf dem Boden. Stell Dich außerhalb des Vierecks hin und sieh dir die Elemente ruhig an. Hör in Dich hinein: Welches Element dient Dir JETZT am meisten als Unterstützung für etwas, was Dir wichtig ist …? Benenne die Situation, für die Du ein klares Gefühl oder eine Wahrnehmung brauchst.
3. Stell Dich nun auf eines der Elemente, entscheide spontan, ohne lang zu überlegen. Wie fühlt es sich an? Bleib so lange, bis Du ein klares Gefühl bekommst. Schreite so alle 4 Elemente ab und spüre genau hin, was jedes Element für Dich an Botschaften bereithält. Entscheide Dich abschließend für ein Element, das Dir heute für eine aktuelle Frage, Deine momentane Situation oder einfach nur als »Tagesbegleiter« zur Unterstützung dienen darf.

Mit jedem Mal wird Deine Wahrnehmung für die Elemente, aber vor allem für Deine Wünsche und Bedürfnisse besser geschult. Je mehr Du Dich drauf einlässt, desto klarer werden die Ergebnisse und Wahrnehmungen.

DIE 6-RUNEN-ÜBUNG

Die Runen-Übung dient Dir dazu, Deinen Körper zu lockern und Muskelblockaden zu lösen. Durch die Entspannung und bewusste Atmung wird der Energiefluss im gesamten Körper und System aktiviert und verbessert. Du kannst die Übung als festes Ritual in Deinen Tag einplanen. Morgens gleich so zu starten, bringt Dir sehr viel Ausgeglichenheit und Energie zugleich.

....

1. Du startest mit **10 langsamen Atemzügen** die Du **täglich um 1 Atemzug steigerst**, bis Du bestenfalls **30 Atemzüge** pro Runenübung erreichst. Viel Freude bei Deinen Atemübungen!
2. Aufrechter, hüftbreiter Stand. Deine Füße stehen fest am Boden. Spüre in Dich und verbinde Dich mit der Natur. Deine Knie bleiben leicht gebeugt, die Wirbelsäule ist in neutraler Position (Seite 51).
3. **U-Position:** So tief wie möglich einatmen, Arme gehen dabei langsam über den Kopf, mit der Ausatmung Kopf und Oberkörper Wirbel für Wirbel Richtung Boden abrollen (Rumpfvorbeuge), Arme und Finger zeigen Richtung Erde und berühren diese bestenfalls, Gewicht wird

Richtung Hände verlagert 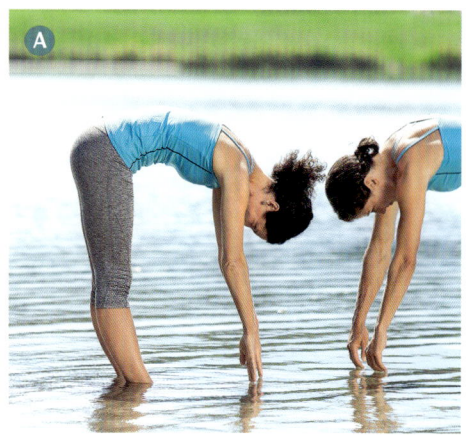 **A**. Position für 10 Atemzüge halten, täglich um 1 Atemzug steigern, langsam wieder aufrollen.

4. **I-Position:** Aufrechter Stand, Füße stehen hüftgelenksbreit. Langsam die Arme über den Kopf nach oben heben, die Handflächen schauen zueinander, parallel, ca. 20–30 cm Abstand **B**, ruhig, tief und gleichmäßig ein- und ausatmen, Position für 10 langsame Atemzüge halten und täglich um 1 Atemzug steigern.

5. **Y-Position:** Aus der I-Position ohne Pause in Y-Position gehen. Beide Arme sinken langsam rechts und links ab, die Handflächen zeigen nach oben zum Himmel, ruhige und ausgeglichene Atmung halten, Nacken entspannt halten **C**. Position für 10 Atemzüge halten und täglich um 1 Atemzug steigern.

6. **F-Position:** Aus der Y-Position ohne Pause in die F-Position gehen. Gleichzeitig beide Arme nun nach vorne strecken, die linke Hand ist ca. 10 cm höher als die rechte. Mit den Fingern 2 Kreise übereinander formen: Daumen und Mittelfinger (nicht Zeigefinger!) berühren die Fingerkuppen leicht, die übrigen Finger zeigen ausgestreckt nach vorne, vom Körper weg Richtung Westen **D**, Arme und Finger in dieser Position für 10 Atemzüge halten und täglich um 1 Atemzug steigern, danach beide Hände absenken, Schultern und Arme bewusst entspannen und ggf. leicht bewegen und lockern, in Gedanken bis 20 zählen. Darauf achten, dass die Finger nicht auf eine andere Person zeigen!

7. **T-Position:** Aus der F-Position direkt ohne Pause in die T-Position gehen. Die Arme sind dabei seitlich schräg abwärts gebracht, etwas unter Schulterhöhe, Handflächen zeigen zum Boden **E**. Position für 10 langsame Atemzüge halten und täglich um 1 Atemzug steigern.

8. **W-Position:** Aus der T-Position die Hände in Gesichtshöhe vor den Körper bringen, die Handflächen zeigen zueinander mit 30–40 cm Abstand, Daumen sind eng angelegt, Handkanten zeigen nach vorne **F**.

9. Stoßartig und intensiv durch die Nase ausatmen und dabei den rechten Arm kraftvoll zur Seite bewegen, Arm kommt in eine waagrechte Position **G**.

10. Mit der kraftvollen, schnellen Einatmung durch die Nase den Arm in die Ausgangsposition zurückziehen, den gleichen Bewegungs- und Atemablauf mit dem linken Arm durchführen. Jede Armbewegung mindestens 10, maximal 15 x durchführen.

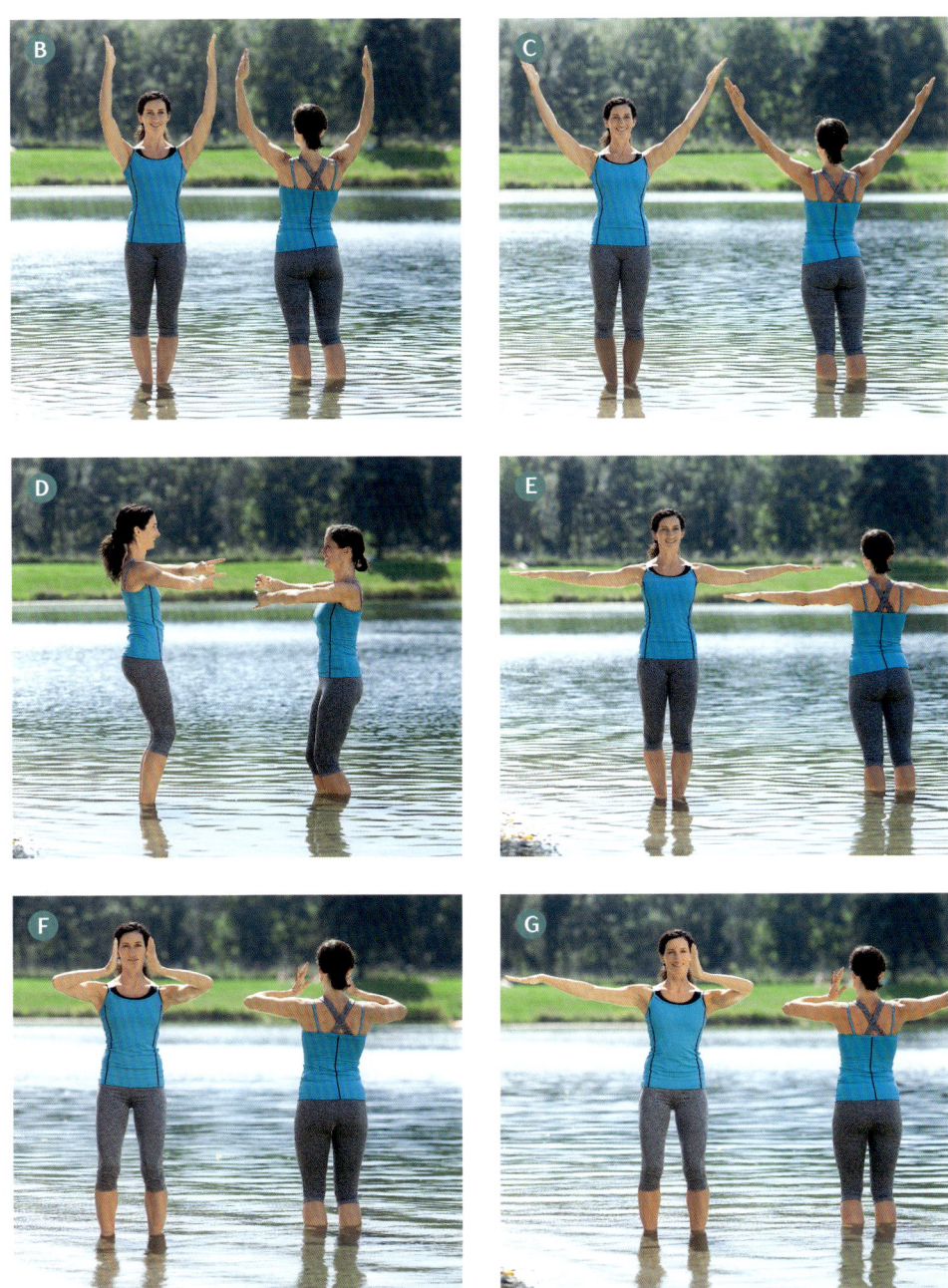

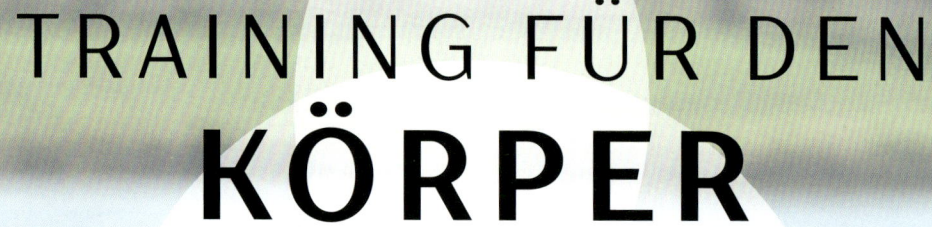

TRAINING FÜR DEN
KÖRPER

....

Tu Deinem Körper viel Gutes, damit
Deine Seele Lust hat, darin zu wohnen.
Mit meinen Übungen zu den Bereichen
Core Stability, Faszienfitness, Dehnen,
funktionellem Training und Ausdauer hältst
Du Deinen Körper auf allen Ebenen
jugendlich: stark, flexibel und dynamisch.
Lebensfreude inklusive!

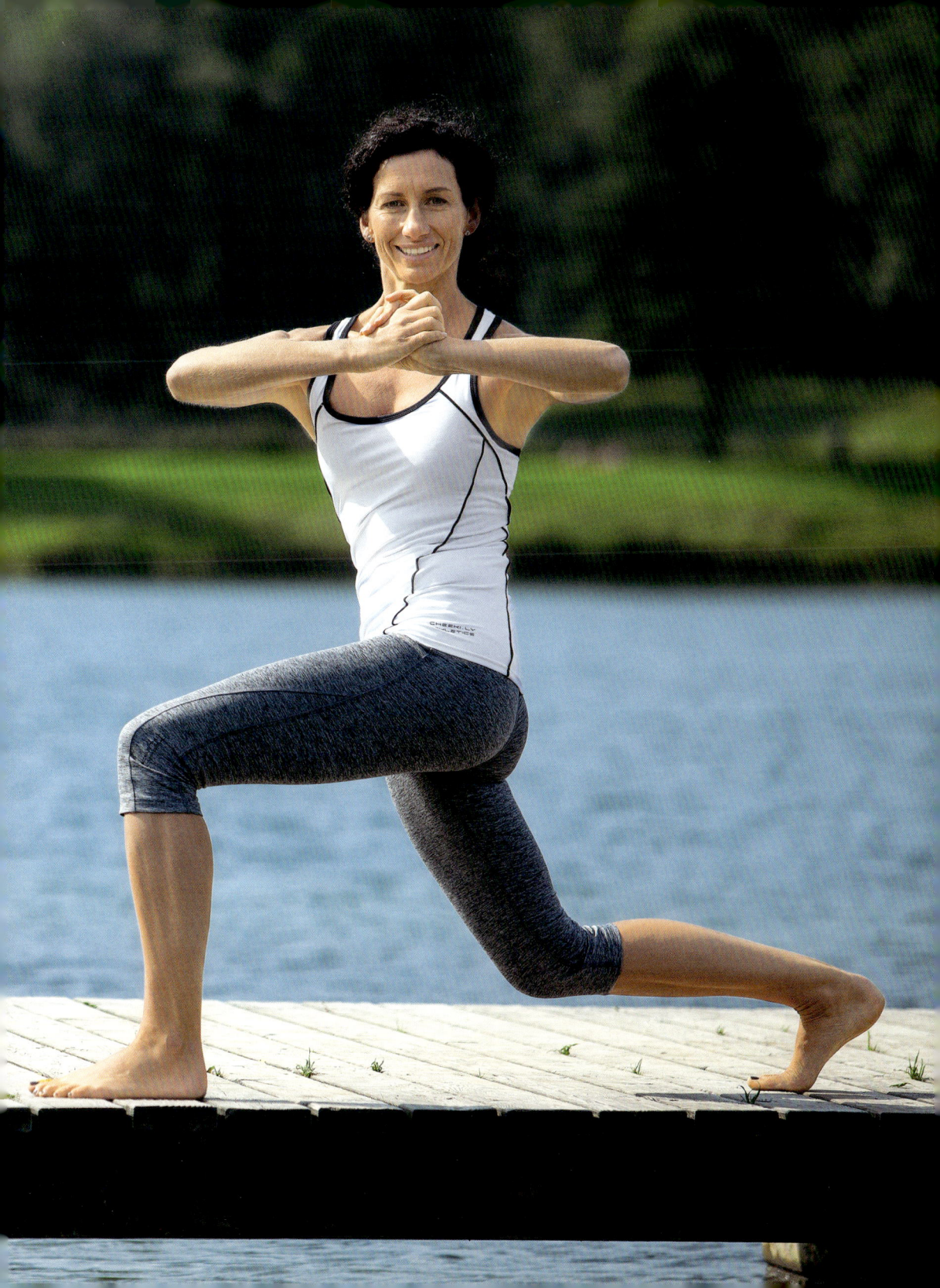

WARM UP
KOMM IN BEWEGUNG

....

Du brauchst für meine Übungen kein klassisches Warm Up.
Wichtig ist, dass Du locker und langsam in Bewegung kommst. Das bereitet
Muskeln, Gelenke und Sehnen vor und macht Vorfreude. *Hallo Wach*
empfehle ich als Warm Up vor dem Sport und als Startritual für jeden Tag.

Ein klassisches »Warm Up« brauchst Du mit meinen Übungen nicht. Stimme Dich auf Dein Training ein. Lockere Dich etwas, beweg Dich, beug und streck die Knie, heb und senk Deinen Fersen auf die Zehenspitzen, drehe und nicke Deinen Kopf ein paar Mal und kreise Deine Arme vor und zurück. Zu guter Letzt rollst Du vor Deinem Trainingsbeginn langsam Wirbel für Wirbel mit dem Kopf Richtung Boden und genauso wieder hoch. Dafür reichen ein paar Minuten, 4–5 Minuten sind wunderbar als Start.

Zudem stimme Dich mit der Powerhouse-Aktivierung von Seite 50 ein, dann bist Du gut vorbereitet. Wenn Du ein ausführlicheres Aufwärmen möchtest, dann mach mein *Hallo-Wach*-Programm, das ich Dir auf den folgenden Seiten vorstellen möchte: *Hallo Wach* empfehle ich nicht nur als Morgenritual, um jugendfrisch in den Tag zu starten. Nutze es genauso als Warm Up vor jedem Training oder Sport und gerne auch mehrfach am Tag. Du fühlst Dich wie neu geboren, es aktiviert Dein Lymphsystem, wärmt die Muskulatur auf, Gelenke, Sehnen, Bänder und Faszien werden stimuliert und aktiviert. Und wenn Du Dich durch vieles Sitzen steif und eingerostet fühlst, bringt Dich die Übung wieder in Bewegung. Auch Denk-Blockaden kannst Du mit *Hallo Wach* oder anderen Bewegungen hervorragend eliminieren.

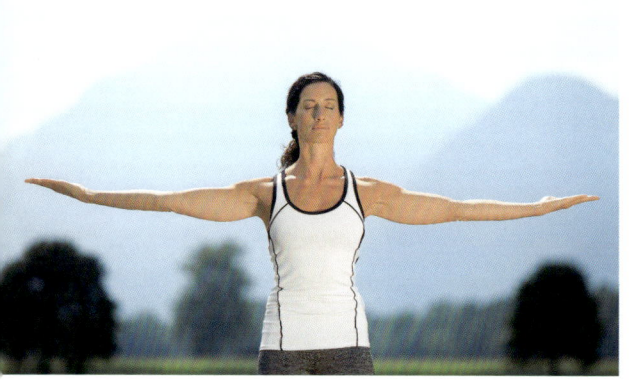

Hallo Wach aktiviert den Körper bis in die Tiefe und bringt gleichzeitig den Geist zur Ruhe.

HALLO WACH

Dein mobiler Kick-Start zu jeder Zeit, an jedem Ort! Bewegung ist Leben!

1. Stell Dich hüftbreit auf den Boden. Die Füße gleichmäßig auf der Ferse, den Großzehballen und den Kleinzehballen belasten. Steh ganz aufgerichtet: Fußgelenke, Knie, Hüftgelenke, Schultern und Kopfscheitel befinden sich auf einer senkrechten Linie. Ziehe Deinen Scheitel am Kopf ganz lang nach oben, das Kinn ist nur ganz leicht angehoben. Lass die Arme locker nach unten fallen. Bauchnabel und Beckenboden nach innen ziehen (Powerhouse S. 50) **A**. Deine Atmung fließt ruhig und gleichmäßig. Im Übungsverlauf die Positionen mit jeder Ein- und Ausatmung wechseln.
2. Ziehe beide Schultern so weit es geht hoch zu den Ohren **B**. Anschließend ziehen die Arme/Schulterspitzen intensiv zurück nach unten. **3–4x**
3. Ziehe nun wie in Schritt 2 beschrieben beide Schultern im Wechsel hoch und wieder runter **C**. **3–4x pro Seite**
4. Kreise nun mit beiden Schultern gleichzeitig nach oben, hinten und unten. **3–4x**
5. Kreise nun wie in Schritt 4 beschrieben mit beiden Schultern im Wechsel. **3–4x pro Seite**

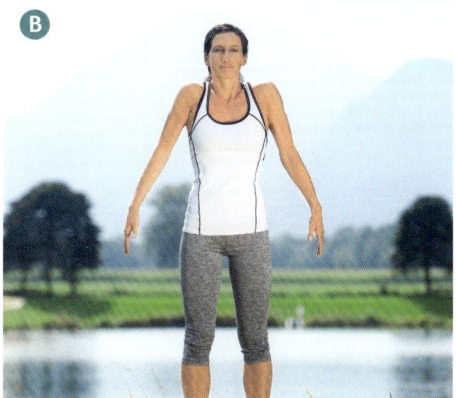

B

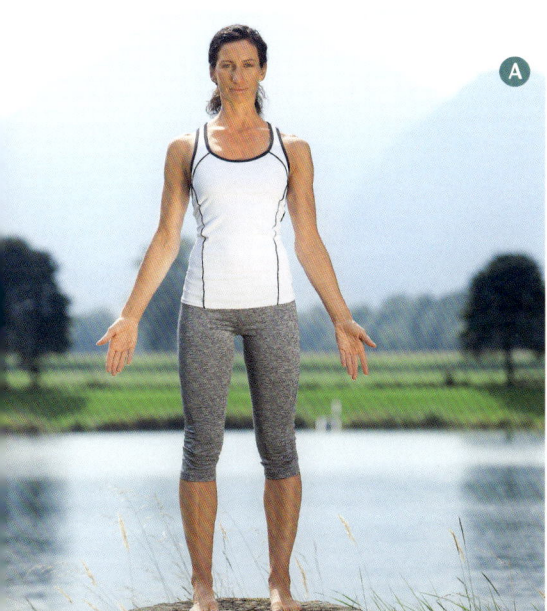

A

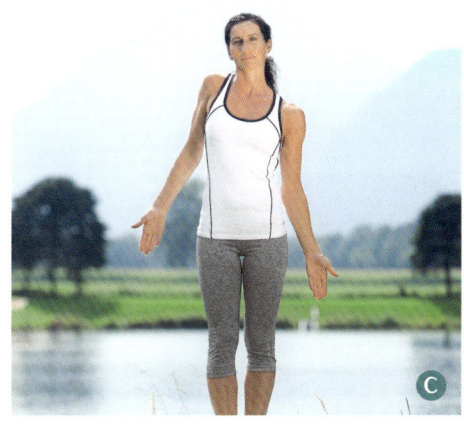

C

6. Drehe den Kopf im Wechsel langsam weit nach rechts und nach links **D**. **3–4 x pro Seite**

7. Neige den Kopf langsam zur Brust **E** und anschließend nach hinten in die Aufrichtung **F**. **3–4 x**

8. Hebe beide Arme über die Seiten neben den Kopf und ziehe sie aus dem Schultergelenk heraus lang **G**. Anschließend wieder über die Seiten herabsinken lassen **H**. **3–4 x**

9. Geh auf die Zehenspitzen, die Knie bleiben gestreckt **I**. Kurz halten, dann wieder den ganzen Fuß belasten. **3–4 x**

10. Ziehe beide Fußspitzen gleichzeitig kurz hoch. Kurz halten, wieder senken. **3–4 x**

11. Beuge beide Knie so weit wie möglich **J**. Kurz halten, strecken. **3–4 x**

12. Rolle mit einer Ausatmung Deine Wirbelsäule vom Kopf beginnend Wirbel für Wirbel zum Boden ab, die Arme fließen mit nach unten **K**. Einatmen. Mit der nächsten Ausatmung Wirbel für Wirbel aufrichten. **3–4 x**

13. Beuge Dich wie in Schritt 12. Greife mit den Händen fest an die Zehen, Fußgelenke oder Schienbeine und beuge und strecke die Knie abwechselnd. Anschließend aufrollen. **3–4 x**

14. Beuge Dich wie in Schritt 12 und drehe im Wechsel den rechten und linken Arm zur Seite auf, Blick auf die Handfläche der erhobenen Hand **L**. **3–4 x pro Seite.** Anschließend aufrichten.

D

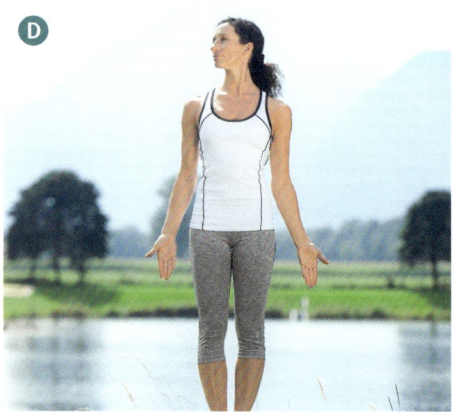

E

F

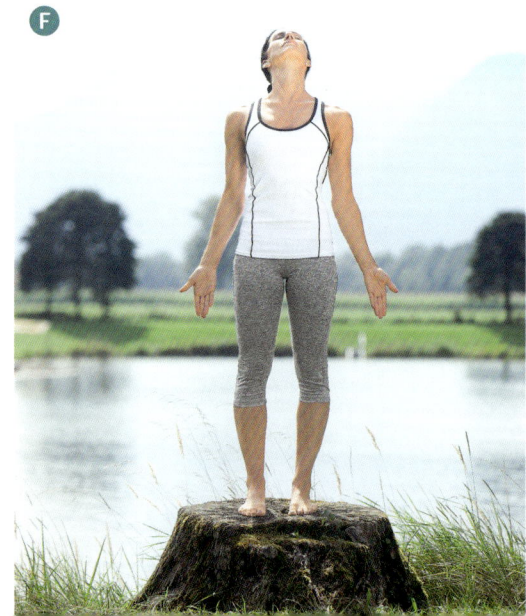

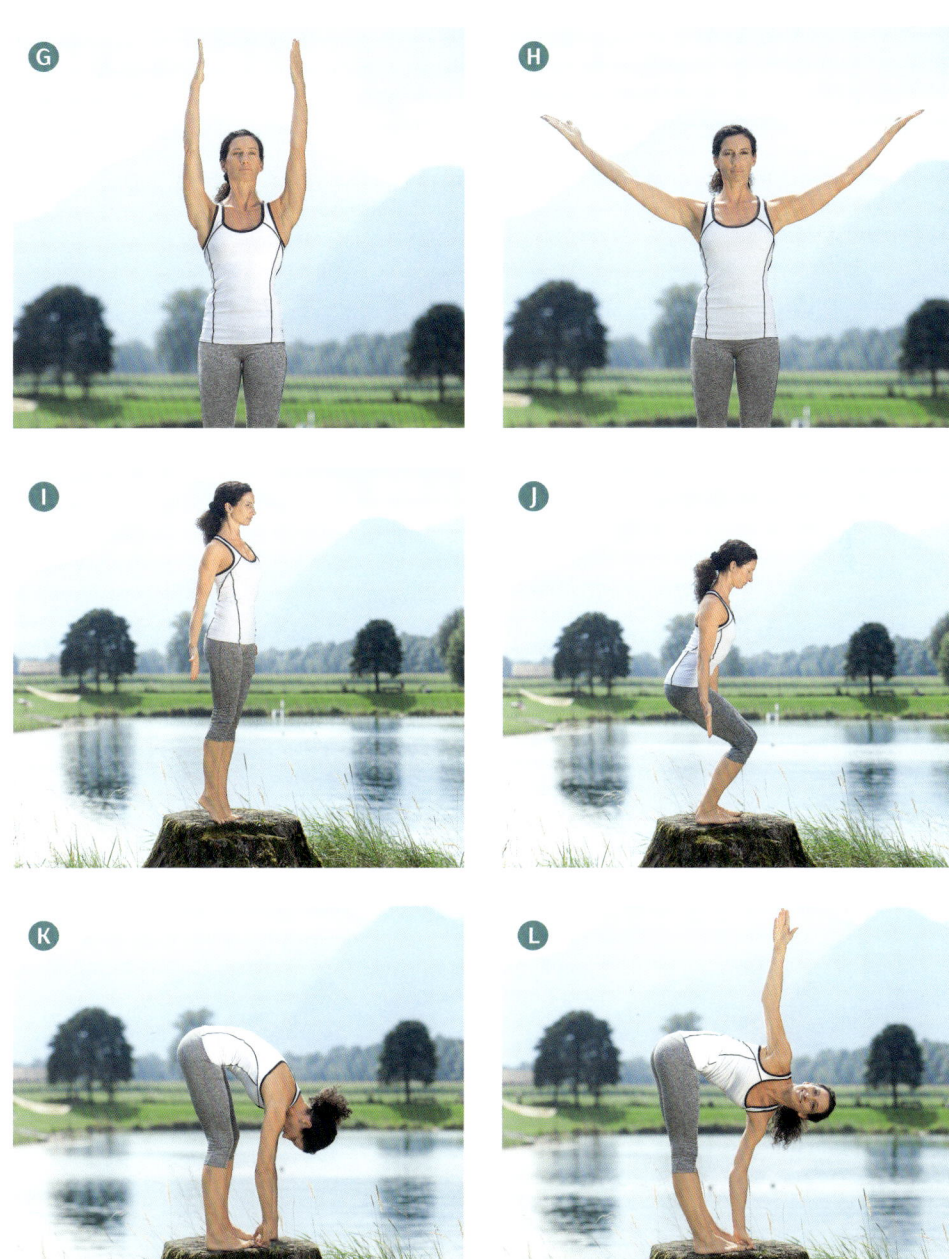

15. Verschränke die Finger hinter dem Rücken und roll Dich erneut nach unten ab. Ziehe beide Arme über den Kopf so weit nach oben, wie Du kannst **M**. Halte die Position, solange es Dir angenehm ist und Dein Nacken entspannt bleibt. Fließend weiteratmen! **2 x**

16. Richte Dich auf und gehe in die *Bergpose:* Die Arme gehen seitlich hoch neben den Kopf, die Handflächen werden über dem Kopf aneinandergelegt **N**.

17. Neige den Oberkörper in der *Bergpose* im Wechsel so weit wie möglich nach rechts und links **O**. **3–4 x pro Seite**

18. Neige Dich erneut nach rechts, diesmal aber mit Kopf und Armen über die Seite tief nach unten rollen bis zur Mitte. Richte Dich von dort aus Wirbel für Wirbel auf. Anschließend links wiederholen. **3–4 x pro Seite**

BEWEG DICH UND WERDE GLÜCKLICH!

19. Komm mit leicht gebeugten Knien in die *Skispringer*-Position: Die Wirbelsäule ist in neutraler Position (s. S. 51). Dein Oberkörper ist 45–60° nach vorne geneigt. Verschränke die Arme vor der Brust zu *Kosakenarmen* **P**.

20. Drehe in dieser Position die Ellbogen so weit es geht im Wechsel nach rechts und nach links **Q**. **4–5 x pro Seite**

21. Bleibe in der *Skispringer*-Position und ziehe einen Arm am Kopf vorbei nach vorne, den anderen am Becken vorbei nach hinten **R**. Hol die Bewegung aus dem Schultergelenk! Fließend beide Arme im Wechsel. **5–10 x pro Seite**

22. Bleibe in der *Skispringer*-Position und strecke beide Arme in Verlängerung Deiner Wirbelsäule über den Kopf nach vorne. Schultern nach unten ziehen **S**. Die Daumen nach oben und außen drehen und 5–10 kleine Paddelbewegungen mit den gestreckten Armen ausführen.

23. Komm nun zurück in die Ausgangsposition Schritt 1 **A** und atme 5 x tief ein und aus. Starte so aktiv in den Tag!

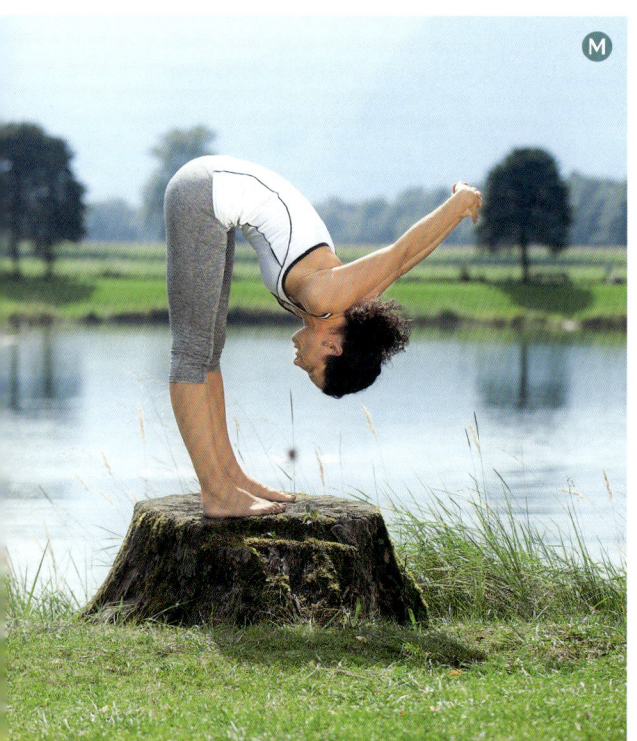

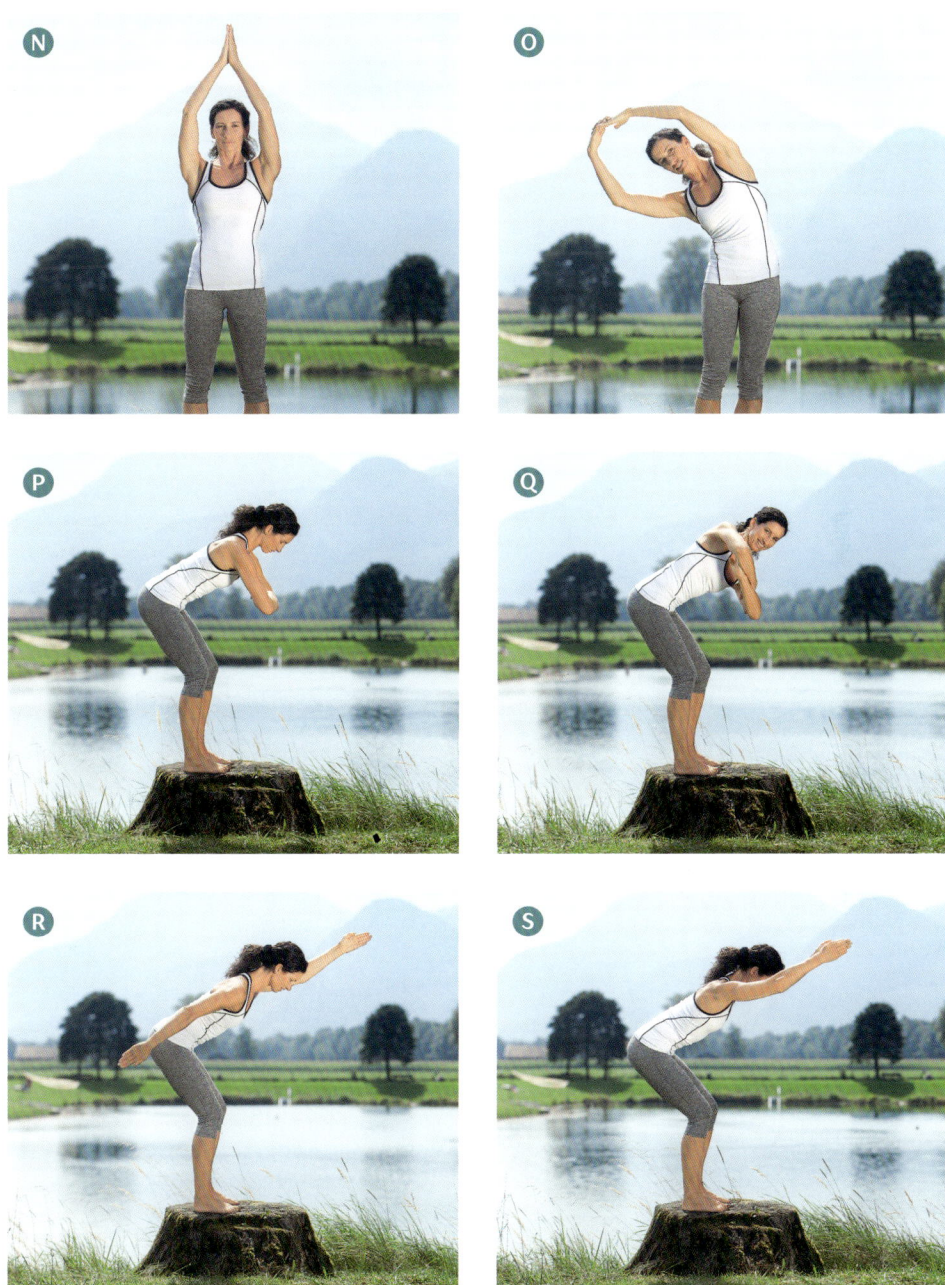

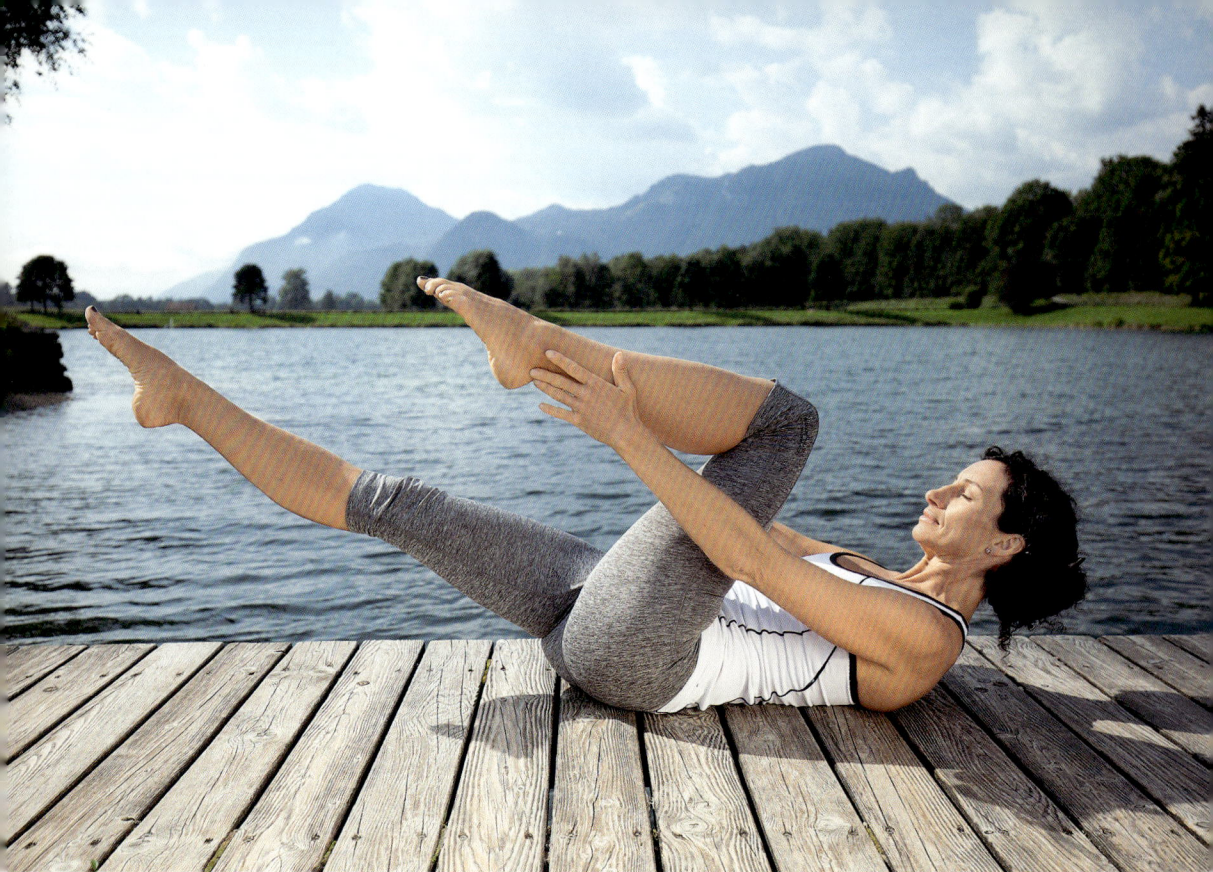

CORE STABILITY
KRAFT VON INNEN

....

Mit einer stabilen Mitte hat Dein biologisches Alter keine Chance,
Dich zu beugen! Mit den Übungen aus diesem Kapitel
schaffst Du die Basis für die gesunde Ausführung aller anderen
Trainingsarten und für lang anhaltendes Wohlbefinden.

Sicherlich hast Du schon von *Core Stability* oder einer »starken Körpermitte« gehört. Damit ist der Bereich zwischen dem Rippenbogen und den Hüftknochen gemeint, wo auch die tief liegenden, quer verlaufenden und geraden Bauchmuskeln, die untere Rückenmuskulatur, die Hüftbeuger und die Beckenbodenmuskulatur liegen. Das ist unser Core, der »Kern« – man spricht auch vom »Powerhouse«, dem Kraftzentrum unseres Körpers.

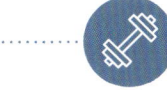

DIE 7 PRINZIPIEN DES CORETRAININGS

1. Konzentration – bewusste, achtsame Ausführung der Übung
2. Koordination – eine Übung braucht mehrmaliges Wiederholen, bis diese automatisiert ist.
3. Atmung – bewusste, tiefe, fließende Atmung für Dein Training – Atmung unterstützt alles!
4. Bewegungsfluss – fließende, aneinandergereihte Übungsabfolge, ohne Anfang, ohne Ende
5. Entspannung – gleichzeitige Anspannung und Entspannung der Muskulatur und in der Übungseinheit. Nach dem Training solltest Du Dich angenehm entspannt fühlen.
6. Zentrierung und neutrale Position (Seite 50/51) – arbeite aus Deiner festen Körpermitte – immer!
7. Kontrolle – beobachte Dich beim Training und führe die Bewegungen langsam, sauber, achtsam und kontrolliert aus. Du bestimmst über Deinen Körper – nicht Dein Körper über Dich!

DAS POWERHOUSE – KRAFT AUS DER MITTE

Warum ist es so wichtig, eine gute Core-Stabilität zu haben? Hier befindet sich der Ursprung jeder Deiner Bewegungen, ob Du nun einen Ball wirfst oder eine schwere Einkaufstasche hebst. Eine stabile, aktive Mitte gibt Dir den notwendigen Halt für die korrekte und effektive Ausführung Deiner Bewegungen, im Sport wie auch im Alltag. Eine gut trainierte Rumpfmuskulatur schützt Wirbelgelenke, Bänder, Sehnen und Strukturen im ganzen Körper. Diverse Rückenprobleme können verhindert oder gut kompensiert werden. Deine Haltung verbessert sich. Wenn Du aufrecht durchs Leben gehst, bist Du nicht nur körperlich, sondern auch mental »in Deiner Mitte« angekommen.

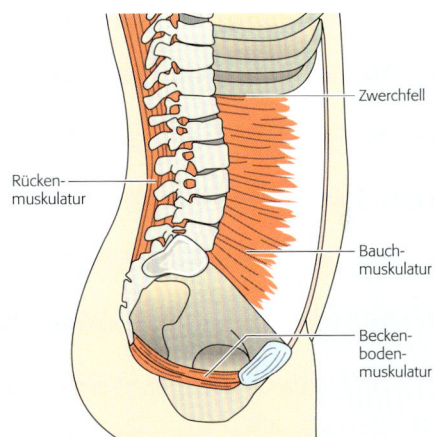

Zwerchfell

Rücken-
muskulatur

Bauch-
muskulatur

Becken-
boden-
muskulatur

Alle Übungen arbeiten mit der Kraft aus dem Core, d. h. Dein Beckenboden und der *M. transversus* sind immer beteiligt. Je nach Übung kommen noch weitere Muskelgruppen zum Einsatz.

POWERHOUSE-WARM UP

Für die Aktivierung Deines *Powerhouse* mithilfe der folgenden Aufwärmübung brauchst Du **5–7 Minuten**. Investiere diese Zeit und beginne erst dann Dein Training. Ob Kraft-, Ausdauer- oder Koordinationstraining – übe immer mit aktivem Powerhouse und fester Körpermitte! Durch diese Grundanspannung wird jede Übung effektiver, Bauch, Rücken und Rumpf werden automatisch mit trainiert. Ausgenommen sind einzig Entspannungsphasen und Dehnübungen. Hier ist es für einen optimalen Effekt wichtig, alles bewusst loszulassen und zu lockern.

1. Aktiviere den Beckenboden

Für Einsteiger: Um die Beckenbodenmuskulatur zu »finden«, hilft Folgendes: Stell Dir vor, Du würdest beim Wasserlassen unterbrochen – was Du nun anspannst, um Dein Wasser zu halten, ist die Beckenbodenmuskulatur. Leg Dich bequem auf den Rücken, die Beine hüftbreit aufgestellt. Mit der Ausatmung ziehst Du die Beckenbodenmuskulatur nach innen zur Wirbelsäule und an dieser entlang Richtung Brustkorb hoch. Halte diese Anspannung und atme dennoch fließend weiter.

2. Aktiviere den Bauchnabel

Mit der nächsten Ausatmung ziehst Du Deinen Bauchnabel nach innen und hinten Richtung Wirbelsäule, ohne die Beckenposition zu verändern. Halte die Anspannung.

3. Aktiviere den Schultergürtel

Mit der nächsten Ausatmung fließen Deine Schulterspitzen nach außen und unten in Richtung Hosenbund. Deine Schlüsselbeine ziehen dabei ebenfalls nach außen. Das Brustbein bleibt entspannt und versinkt zwischen den Schulterblättern Richtung Boden und füllt diesen Raum aus. Deine Arme liegen entspannt neben Deinem Becken. Die Handflächen zeigen nach oben und unterstützen so Deine Schulteröffnung. Fließend weiteratmen.

4. Atme richtig und bewusst

Beim nächsten Ausatmen ziehst Du Deine untersten Rippen zusammen und schiebst sie nach unten Richtung Becken, sodass der Bauchmuskelursprung aktiv wird. Deine Atmung fließt weiter. Mit der nächsten Einatmung öffnet sich Dein Rippenbogen wieder, ähnlich wie ein Regenschirm, mit der Ausatmung schließt er sich wieder. Konstant mindestens **3 Minuten** wiederholen.
Achte während des Trainings immer auf eine fließende Atmung, halte nicht die Luft an. Als eine Variante kannst Du z. B. die Brustkorbatmung ausführen. Mit der Einatmung durch die Nase öffnest Du Deinen Brustkorb wie oben beschrieben. Leite dabei den Atem in Deine Schulterblätter, in Deinen Rippenbogen und in die seitlichen Flanken, sodass die Bauchspannung nach innen erhalten bleibt. Atme durch den leicht geöffneten Mund aus, mit einem sanften, aber intensiven Atemzug, um den *M. transversus*, den tiefen Bauchmuskel, mehr einzubeziehen. Fließend weiteratmen.

Trainingsempfehlung

2–3 x pro Woche 15–20 Minuten,
3-8 Übungen mit 15–30 Wiederholungen pro Übung.

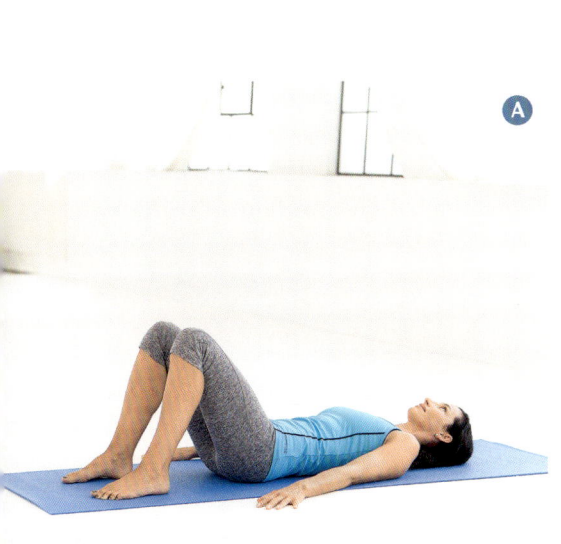

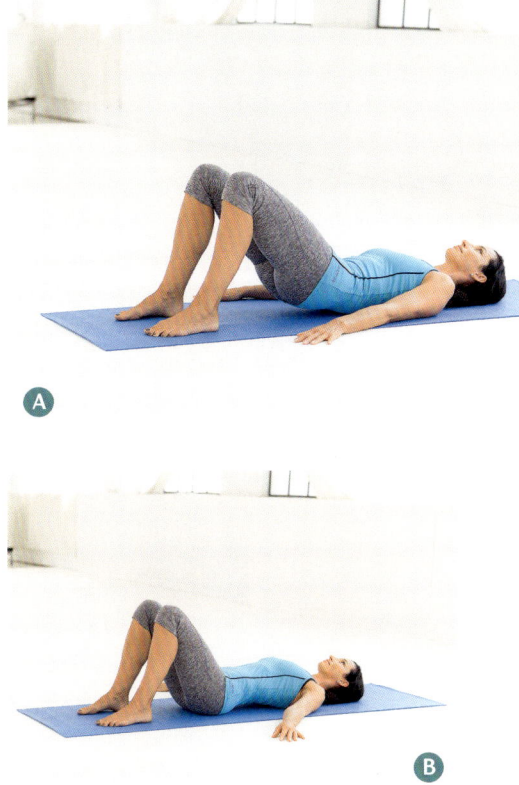

DIE NEUTRALE POSITION

Alle Deine Übungen starten größtenteils mit und in der neutralen Position, im Folgenden als NP abgekürzt.

....

1. Begib Dich mit angewinkelten Beinen in Rückenlage, die Fußsohlen stehen in Verlängerung Deiner Sitzbeinhöcker hüftbreit und parallel auf dem Boden. Deine Lendenwirbelsäule (LWS) ist in ihrer natürlichen Position leicht vom Boden gelöst, das Kreuzbein liegt als Druckpunkt auf **A**. Du kannst Deine flache Hand unter die LWS legen: Dieser Abstand ist der richtige.
Verinnerliche diese Beckenposition, sie ist Ausgangs- und Endposition für alle Übungen, egal ob liegend, sitzend oder stehend!

BECKENSCHAUKEL

Aktiviert vor jedem Üben mit dieser Bewegung gezielt Deine innere Mitte.

....

1. Geh in die eben beschriebene neutrale Beckenposition. Einatmen.
2. Roll das Schambein mit der Ausatmung nach oben Richtung Decke, sodass Dein Becken nach oben kippt **A**.
3. Mit der nächsten Einatmung das Schambein Richtung Boden strecken, das Becken kippt nach unten **B**.
2. und 3. **6–8 x** in kleinen fließenden Bewegungen wiederholen, dann in die NP zurückkehren. Atme dabei entspannt und fließend. Die Schultern ziehen locker Richtung Hosenbund.

KNIEHEBER

Konzentriere Dich bei dieser Übung
ganz bewusst auf Deine Atmung.

1. Ausgangsposition ist die NP von Seite 51 (A).
2. Mit der Einatmung beide Füße fest in den Boden drücken, mit der Ausatmung das rechte Bein über das Becken heben, das Knie sollte in einem 90°-Winkel gebeugt sein, der Oberschenkel steht senkrecht über dem Becken (B).
3. Mit der Einatmung das Bein wieder abstellen. Mit der nächsten Ausatmung das linke Bein heben. **5–10 x pro Seite**

Wichtig: Die Schultern bewusst tief nach unten ziehen, entspannt weg von den Ohren wandern lassen. Der Schultergürtel bleibt locker, die LWS bleibt in der NP, das Becken ist ruhig. Bauchspannung & Beckenboden aktiv halten!

SCHÖPFE TIEFE KRAFT AUS DEINER MITTE.

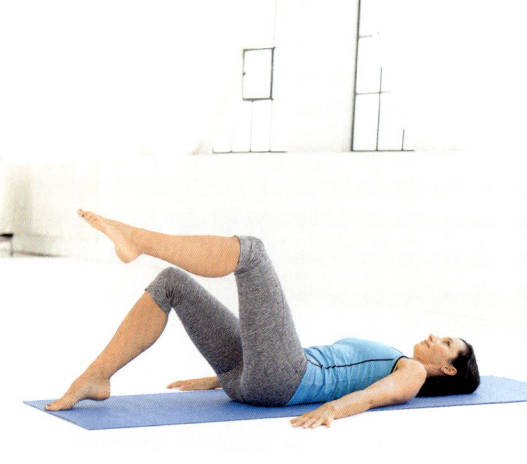

B

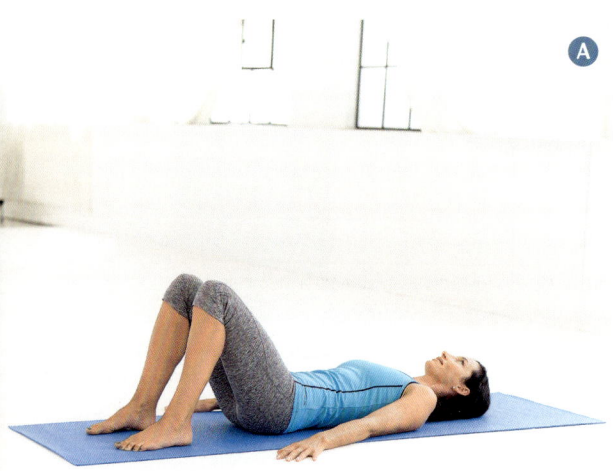

A

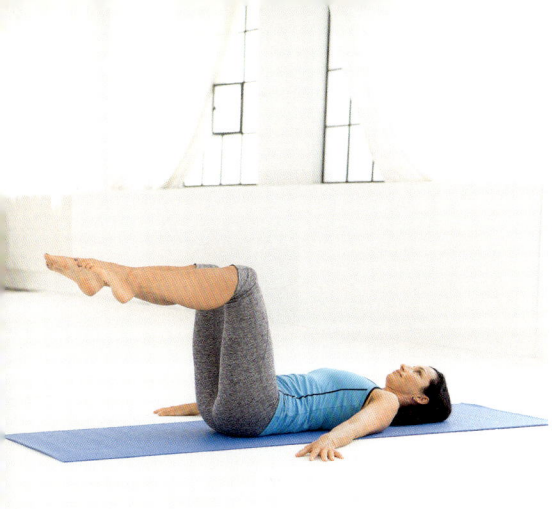

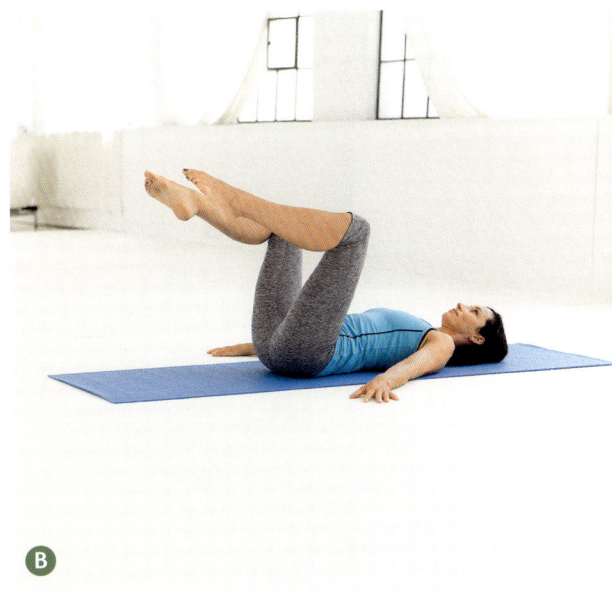

A

KNIEKREISE

*Mobilisiert zusätzlich Deine Hüftgelenke
und macht diese frei.*

B

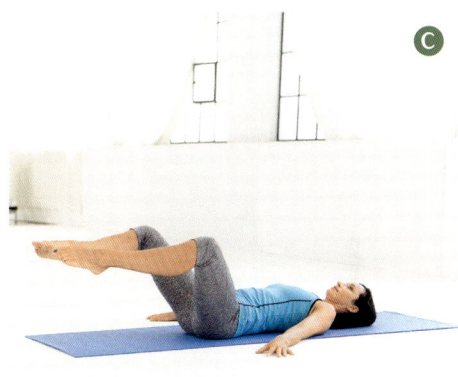

C

1. Aus der NP von Seite 51 heraus beide
   Beine anheben, die Knie sind 90° angewinkelt, die Oberschenkel stehen senkrecht über dem Becken **A**.
2. Mit beiden Knien nach außen langsam
   und in gleichmäßigem Tempo kleine
   Kreise über dem Hüftknochen ziehen:
   Der Oberschenkel zieht sich dabei lang
   aus dem Hüftgelenk heraus. Mit der Einatmung kreisen die Knie Richtung Brust
   und öffnen nach außen **B**. Mit der
   Ausatmung wandern die Knie wieder
   weg von der Brust **C** und nach innen,
   bis sie wieder senkrecht über dem Hüftgelenk angekommen sind. **8–15 x**
3. Die Kniekreise anschließend in die Gegenrichtung wiederholen, also weg von
   der Brust öffnen, hin zur Brust schließen. **8–15 x**

Wichtig: Die Schultern bewusst tief nach
unten ziehen, entspannt weg von den
Ohren wandern lassen. Der Schultergürtel
bleibt locker, die LWS bleibt in der NP, das
Becken ruhig. Bauchspannung & Beckenboden aktiv halten!

KRAFTVOLLER KORKENZIEHER

Diese Übung fordert die Körpermitte unterschiedlich intensiv, mit oder ohne Ball.

1. Begib Dich in die NP von Seite 51. Ein Ball, Kissen oder Ring zwischen den Fußgelenken intensiviert die Übung. Anfänger starten ohne Verstärker. Heb nun die Beine gestreckt an, bis sie senkrecht über dem Becken stehen. Nur das Kreuzbein ist belastet. Die Fußspitzen sind lang gestreckt **A**.
2. Die Beine sind geschlossen und beschreiben einen kleinen Kreis mit etwa 25 cm Ø: Mit der Ausatmung Richtung Kopf, dann nach links und weiter nach unten Richtung Po, mit der Einatmung nach rechts und wieder zurück Richtung Becken. **10–15 x, dann Richtungswechsel**

Wichtig: Die Hüfte ruhig und stabil halten, Kraft kommt aus der Körpermitte.

BODENSCHWIMMERIN

Fordert das Powerhouse und streckt Dich zusätzlich.

1. Leg Dich auf den Bauch und strecke die Arme weit nach vorne, die Beine lang nach hinten, alle Gelenke sind gestreckt. Arme und Beine ca. 10 cm hochheben **A**.
2. Den linken Arm und das rechte Bein gleichzeitig heben und senken, dabei intensiv in die Länge ziehen. Die Daumen sind nach oben und außen gedreht. Kurz halten, dann Seitenwechsel. **15–30 x pro Seite;** evtl. Tempo steigern

Wichtig: Powerhouse stabil halten und die Kraft aus der Körpermitte holen. Die Bewegung kommt aus dem Schultergelenk und aus der Hüfte, Oberkörper und Becken bleiben ruhig und fest, Schultern/Schulterblätter ziehen von den Ohren weg nach unten, der Hals ist gestreckt. Blick zum Boden.

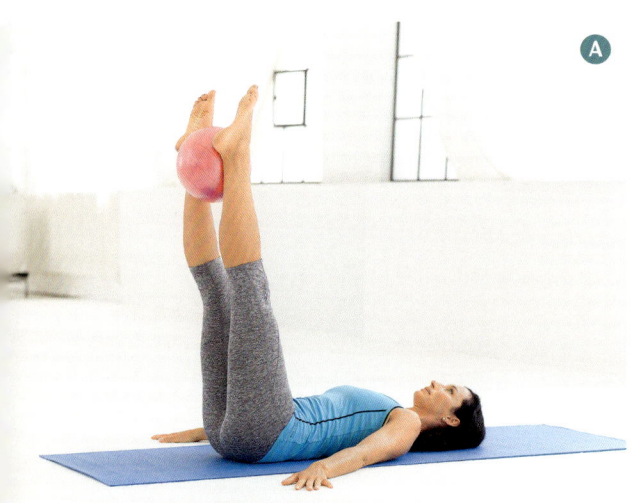

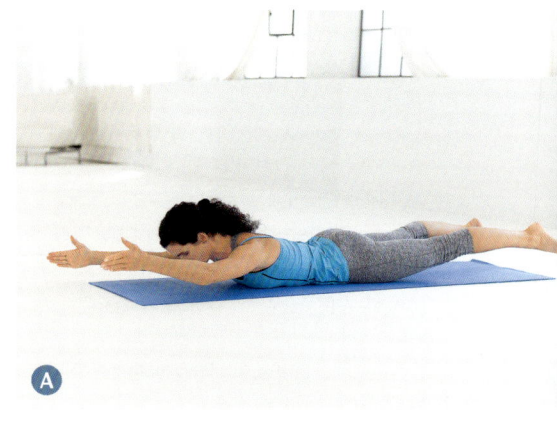

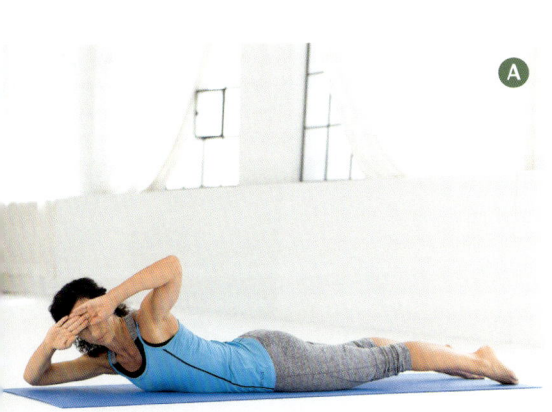

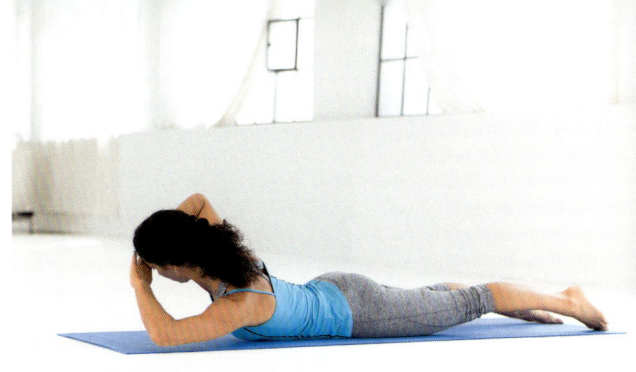

BANANENNEIGUNG

Diese Übung funktioniert auch ohne Geräte, wirkt mit einem Ring oder Ball zwischen den Händen intensiver.

....

1. Bauchlage und Anspannung wie links, beide Arme sind neben dem Kopf lang nach vorne gestreckt, die Daumen zeigen nach oben und außen.
2. Arme, Kopf, Oberkörper, Beine, auch Oberschenkel etwa 10 cm über den Boden anheben, mit der Ausatmung jeweils Oberkörper, Arme & Beine auf die rechte Seite neigen, alles bleibt schwebend ! Kurz halten, Seitenwechsel.
5–10 x pro Seite

ELLBOGENDREHER

Diese Übung funktioniert ohne Geräte, kann später mit einem Ring oder Ball zwischen den Händen intensiviert werden.

....

1. Bauchlage, beide Hände liegen flach unter der Stirn, die Ellbogen zeigen zur Seite. Die Beine liegen mit gestreckten Fußspitzen lang am Boden auf. Bauch und Beckenboden nach innen ziehen, die Schultern weg von den Ohren Richtung Hosenbund. Oberkörper und Kopf nun nur so weit anheben, dass Du Deine Bauchspannung noch gut halten kannst. Dein Hals bleibt lang. Blick zum Boden.
2. Im Wechsel den linken Ⓐ und rechten Ⓑ Ellbogen mitsamt dem Schultergürtel nach oben und hinten aufdrehen, die nichtrotierende Seite bleibt vom Boden weg . Kurz halten, Seitenwechsel.
10–15 x pro Seite

Wichtig: Blick/Kopf zum Schutz der Halswirbelsäule nach unten halten!

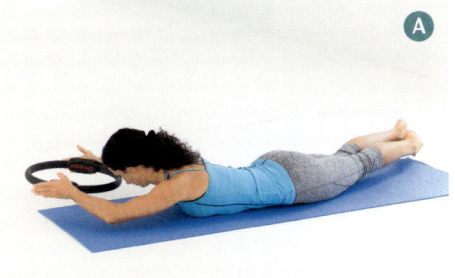

BRETTSTÜTZ

Diese statische Position sieht einfach aus, ist aber, richtig ausgeführt, hoch effektiv. Viel besser als falsch ausgeführte Liegestütze!

....

1. Brettposition: Stütz Dich mit den flach aufliegenden Händen so auf dem Boden auf, dass die Oberarme eine Linie mit dem Schultergürtel bilden und die Unterarme senkrecht auf Höhe der Schultergelenke stehen. Die Fingerspitzen zeigen nach vorne.
2. Aktiviere Dein Powerhouse und heb Deinen Körper an: Die Fußspitzen stehen fest am Boden, Kopf, Nacken, Schultergürtel, Gesäß, Knie und Fersen bilden eine diagonale Linie. Das Brustbein ist weit nach oben angehoben und füllt den Raum zwischen den Schulterblättern **A**. Blick Richtung Boden. Position so lange wie möglich halten.
1–3 x

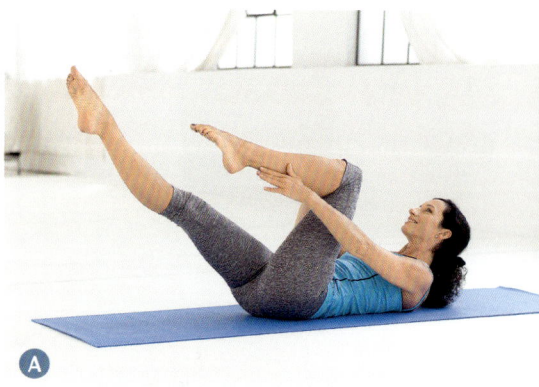

LUFTLÄUFERIN

Eine intensive Übung, die den ganzen Körper und die Koordination fordert.

....

1. Rückenlage, die Knie sind 90° angewinkelt. Das Powerhouse aktivieren und Kopf und Oberkörper bis zu den Schulterblättern leicht anheben, dabei die Lendenwirbelsäule in NP halten. Die Kraft kommt aus dem Zentrum, Nacken, Schultergürtel und Brustbein bleiben entspannt.
2. Mit einer Einatmung das linke Knie zur Brust ziehen, das rechte Bein diagonal nach vorne ausstrecken, ca. 45° vom Boden. Fußspitzen sind gestreckt. Die linke Hand liegt an der Außenseite des linken Knöchels, die rechte an der Innenseite des linken Knies **A**. Seitenwechsel mit der Ausatmung.
10–15 x pro Seite

Wichtig: Die Hände geben Führung und unterstützen die Balance, halten aber nicht fest.

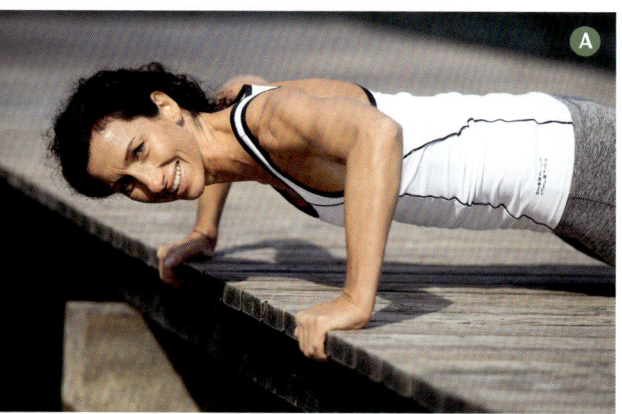

SEITLICHE KNIEWIPPE

Diese Übung funktioniert ohne Geräte, kann aber mit Ball, Ring oder Kissen zwischen den Knien intensiviert werden.

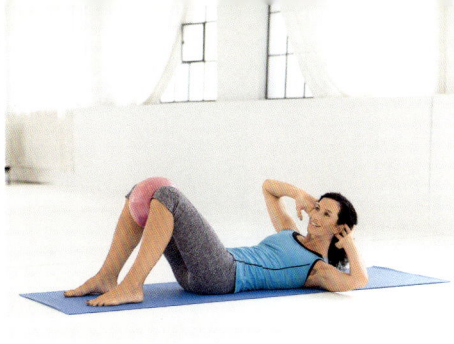

A

....

1. Rückenlage. Der Blick geht nach oben. Die Arme liegen schräg zur Seite gestreckt, Schulterspitzen ziehen Richtung Hosenbund. Deine Lendenwirbelsäule ist in NP. Beide Knie sind 90° angewinkelt. Die Beine in dieser Beugung anheben, bis die Oberschenkel senkrecht über dem Becken stehen. Die Fußspitzen sind gestreckt, Schienbeine und Fußrücken schweben waagrecht über dem Boden **A**.
2. Mit der Ausatmung fließen beide Knie zur rechten Seite. Kurz halten und mit der Einatmung zur Mitte zurückkommen. Seitenwechsel **B**.
   10–15 x pro Seite

Wichtig: Die Knie kippen nur so weit zur Seite, wie beide Schultern am Boden liegen bleiben können.

GEDREHTE SIT-UPS

Diese Übung fordert besonders die schräge Bauchmuskulatur und funktioniert auch ohne Geräte. Ball, Ring oder Kissen zwischen den Knien intensivieren die Wirkung.

....

1. Rückenlage, beide Füße stehen aufgestellt fest auf dem Boden. Die Hände liegen unter dem Kopf, die Ellbogen zeigen nach außen. Der Blick geht nach oben, das Powerhouse ist aktiviert.
2. Mit der Ausatmung zieht die rechte Schulterseite zum linken Knie, der Ellbogen bleibt in seiner Ursprungsposition, nur die Wirbelsäule rundet sich **A**. Mit der Einatmung zurück in die Mitte kommen. Seitenwechsel. **10–15 x pro Seite**

Wichtig: Der Blick geht in der Drehung immer schräg zum Knie.

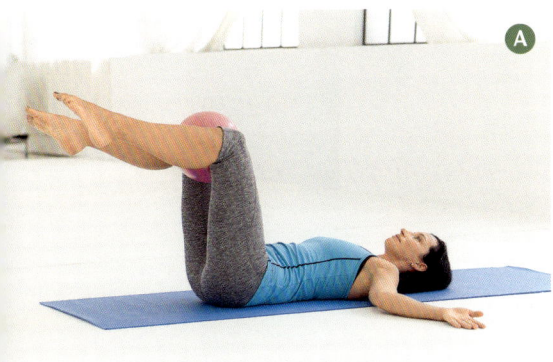

A

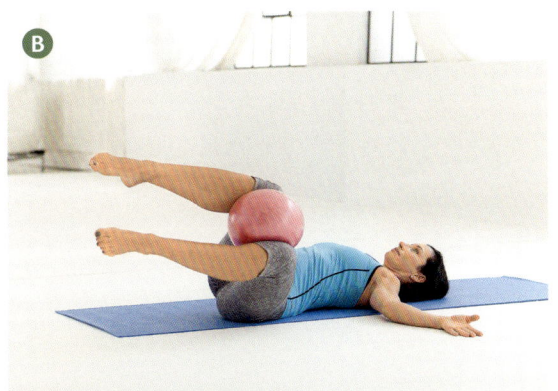

B

BEINHEBER IN SEITENLAGE

Die Übung für die seitliche Bauchmuskulatur funktioniert ohne Geräte, mit Ball, Kissen oder Ring zwischen den Knien kann sie intensiviert werden.

1. Seitenlage: Fußgelenke, Knie, Becken, Schultern, Kopf befinden sich auf einer Linie. Die Füße liegen übereinander, der obere Arm ist vor der Brust aufgestützt, der untere Arm liegt in Verlängerung des Körpers. Bauchnabel und Beckenboden fest nach innen ziehen.
2. Mit der Ausatmung beide Beine kraftvoll so weit zur Decke anheben, wie die Bauchspannung gehalten werden kann. Wirbelsäule bleibt lang und neutral. Beine ganz lang strecken **A**. Mit der Einatmung ablegen. Seitenwechsel.
   10–15 x pro Seite

GANZKÖRPER-HEBER

Ball, Kissen oder Ring zwischen den Knöcheln intensivieren die Übung.

1. Rückenlage. Powerhouse aktivieren. Die Knie 90° anwinkeln und anheben, bis die Oberschenkel senkrecht über dem Becken stehen. Die Hände liegen auf den Knien, der Kopf liegt am Boden, die Lendenwirbelsäule ist in NP.
2. Mit der Einatmung Kopf und Schultern anheben, Arme und Beine senkrecht nach oben strecken **A**. NP halten!
3. Mit der Ausatmung die Arme über den Kopf nach hinten (maximal Ohrenhöhe), die Beine nach vorne führen, aber nicht ablegen **B**. Mit der Einatmung Arme und Beine wieder nach oben führen, mit der nächsten Ausatmung zur Ausgangsposition zurückkehren.
   5–10 x

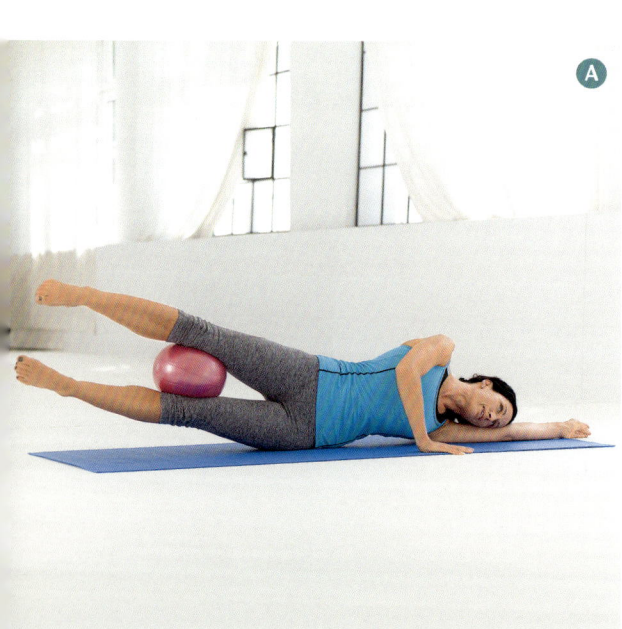

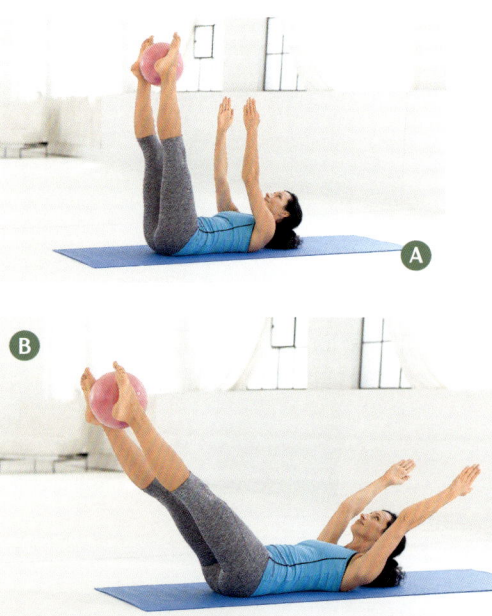

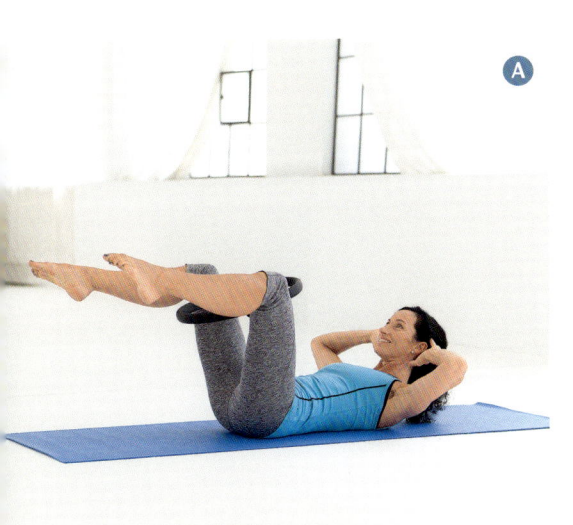

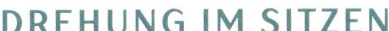

DREHUNG IM SITZEN

*Diese sanfte, aber Konzentration fordern-
de Übung für die seitliche Bauchmuskulatur funktioniert ohne Geräte; mit Ball, Kissen oder Ring zwischen den Knien kann
sie intensiviert werden.*

1. Aufrechter, neutraler Sitz: Deine Beine
   sind hüftgelenksbreit offen und ausgestreckt. Die Fußspitzen sind lang. Die
   Lendenwirbelsäule in NP. Die Arme sind
   seitlich auf Schulterhöhe ausgestreckt
   und bilden eine waagrechte Linie mit
   den Schultern. Die Handflächen zeigen
   nach oben, die Ellbogen sind gestreckt,
   aber weich. Dein Powerhouse ist aktiv.
2. Mit der Ausatmung aus der Körpermitte
   heraus zur Seite drehen, dabei den
   Rumpf bewusst in die Länge ziehen.
   Der Blick ist immer auf gleicher Höhe.
   Stell Dir vor, Du wirst am Scheitel nach
   oben gezogen Ⓐ. Mit der Einatmung
   zur Mitte zurück drehen. Seitenwechsel.
   10–15 x pro Seite

Wichtig: Nur so weit drehen, wie Du Dich
im Becken stabil halten kannst: Die Sitzbeinhöcker haben Bodenkontakt, die Taille bleibt
lang, der Oberkörper aufrecht.

SIT-UPS +

*Dieser Klassiker für die Bauchmuskulatur
kann mit einem Ball, Ring oder Kissen
zwischen den Knien intensiviert werden.*

1. Rückenlage, die Knie sind 90° angewinkelt aufgestellt, die Hände sind hinter
   dem Kopf verschränkt, die Ellenbogen
   zeigen nach außen. Powerhouse aktivieren und die Beine gebeugt anheben, bis
   die Oberschenkel und Knie senkrecht
   über dem Becken stehen.
2. Mit der Ausatmung Kopf und Oberkörper anheben, indem Du vom Kopf her
   Wirbel für Wirbel hochrollst. Die Ellbogen bleiben in ihrer Position außen, die
   Kraft kommt aus Deiner Mitte, das Powerhouse ist aktiv Ⓐ! Mit der Einatmung
   ablegen. **15–30 x**

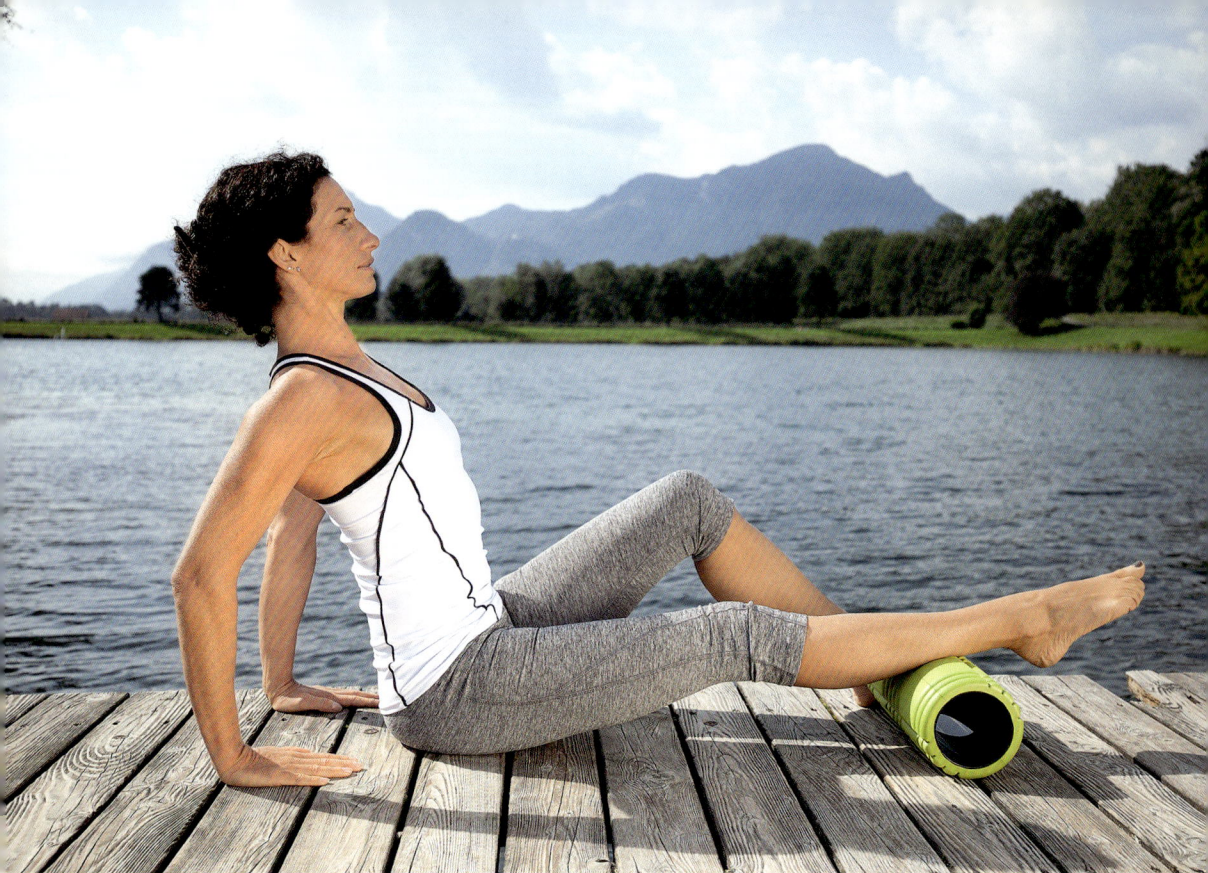

FASZIENFITNESS
LIFTING MIT DER ROLLE

....

Was die Welt im Innersten zusammenhält? Ein ewiges Rätsel ...
Was *uns* im Innersten zusammenhält, sind die Faszien. Geschmeidige und
flexible Bindegewebe sind das neue Faltenfrei: Mit dem richtigen Training
hältst Du Deine Faszienstruktur spielend leicht jung. Wichtig sind
ausreichende Dehnung (ab Seite 70), und die Triggeranleitungen mit
Faszienbällen und -rollen aus diesem Kapitel.

Faszientraining ist ein unersetzlicher Baustein jedes gezielten Anti-Aging-Trainings. Fasziengewebe, auch Bindegwebe genannt, durchzieht unseren ganzen Körper. Es umhüllt, verbindet und vernetzt Muskeln und Organe. Gesundes Fasziengewebe ist zugleich fest und elastisch, biegsam und reißfest. Wenn wir selbst jung und geschmeidig bleiben, eine aufrechte Haltung bewahren wollen, unsere Haut straff und unsere Bewegungen fließend sein sollen, so ist es essenziell, unsere Fazien gezielt zu trainieren.

FASZIEN – VIELFÄLTIGER FORMGEBER

Faszien sind der universelle Baustoff, der Deinen Körper umhüllt und Dir Form und Struktur gibt. Stell Dir eine Grapefruit vor: Wenn Du diese halbierst, siehst Du das Fruchtfleisch und die weiße Haut um die einzelnen Fruchtabteile. Wenn das Fruchtfleisch entfernt wird, bleiben die weißen Häutchen und die etwas dickere, festere weiße Haut dicht an der Schale übrig. So ist es auch mit Deinem Fasziengewebe – es hält Deinen Körper in Form.

Um sich vor Augen zu führen, wie wichtig gesunde Faszien für unseren Alltag sind, hilft folgende Zahl: 18–23 kg Bindegewebe trägt jeder Mensch in sich. Nicht nur die gefürchtete »Orangenhaut« ist ein Ergebnis schlaffen Bindegewebes, auch eine schlechte Haltung, Muskelkater oder Rückenschmerzen haben ihre Ursache oft in »schlecht gepflegten« Faszien. Ein regelmäßiges Faszientraining hingegen verbessert Ausdauer und Leistungsfähigkeit, verhilft uns zu mehr Beweglichkeit und Kraft,

Gesundheit und Wohlbefinden, und nicht zuletzt zu einer schöneren Körpersilhouette. Faszientraining ist gleichermaßen Regeneration und Selbstmassage. Mit der Faszienrolle und/oder einem Triggerball löst Du vor allem Verklebungen und Verspannungen in Deinem Gewebe. Diese Art des Trainings erzeugt an den jeweiligen Stellen ein sogenanntes Wohlweh, einen leichten bis intensiveren Schmerz, an den Du Dich zunächst gewöhnen musst. Doch die Resultate wirst Du bald schon wohltuend in Deinem Alltag spüren: uneingeschränkte Beweglichkeit und Power.

JUNGBRUNNEN FASZIENTRAINING

Beim Faszientraining wird das (Binde-)Gewebe bewusst und gezielt stimuliert, gekräftigt und ordentlich gepflegt. Es gibt jede Menge guter Gründe, Faszientraining regelmäßig in den Trainingsalltag zu integrieren:

- die Haltung verbessert sich, die Körperspannkraft nimmt zu
- die Muskeln arbeiten effizienter
- die Regenerationszeit verkürzt sich, Du kannst schneller wieder das nächste Training starten
- die allgemeine Leistungsfähigkeit steigt
- die Belastbarkeit von Sehnen und Bändern wird erhöht
- Bewegungsabläufe und Koordination verbessern sich
- Bewegungen werden fließender
- Verletzungen und Schmerzen wird vorgebeugt

RAN ANS TRAINING! RAN AN DIE FASZIEN!

Das biologische Prinzip *Use it oder lose it!* gilt auch beim Faszientraining. Mit den Faszien ist es wie mit den Muskeln: Was Du im Alltag nicht gebrauchst oder regelmäßig beanspruchst, sieht Dein Körper als »Ballast« und baut es ab, es degeneriert. Dein Körper spart damit Energie, die er dann für andere Prozesse wieder einsetzt. Gleiches gilt aber auch umgekehrt. Was Du regelmäßig forderst, bleibt erhalten, es baut sich (neu) auf und tut Dir gut.

Beanspruchst Du Deine Faszien nicht, verfilzen und verkleben diese. Die Effekte spürst Du in Deinem ganzen Bewegungsapparat. Die Muskelarbeit ist beeinträchtigt, die Kraftübertragung der Muskeln funktioniert nicht mehr reibungslos und auch die Koordination leidet.

Trainingsgeräte

Du kannst unterschiedliche Geräte einsetzen, um Dein Fasziengewebe zu bearbeiten. Übliche Hilfsmittel sind Triggerball, Faszienrolle oder Foamrolle in unterschiedlichen Stärken, Härtegraden und Materialien (siehe Bild rechts). Je weicher der Ball oder die Rolle ist, desto sanfter sind der Druck und die Stimulation des Bindegewebes. Zu Beginn empfehle ich, mit einem weicheren Material zu starten. Mit zunehmender Auflösung der Verklebungen und Schmerzpunkte kann die Intensität gesteigert werden, indem Du den Härtegrad steigerst. Das ist allerdingst erst sinnvoll notwendig, wenn keine Schmerzreaktion – kein »Wohlweh« – mehr während der Bearbeitung eintritt.

Statt dem Triggerball kann jederzeit ein Tennisball oder ein ähnlich großer und fester Ball oder eine Kugel verwendet werden. Statt der Faszienrolle kann ein Nudelholz oder eine volle Glas-Wasserflasche verwendet werden! Mit welchem Faszien-Equipment Du auch arbeitest, wichtig ist, dass Du Dich an dieses Training herantraust und beginnst. Und das Schöne am Triggern ist: Du siehst schnell den Erfolg!

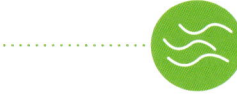

TÄGLICHES FASZIEN-DETOX-RITUAL

Du brauchst: einen Sisal-Duschhandschuh oder eine Naturborstenbürste.

Von lästiger Orangen- zu seidiger Nektarinenhaut: Ein besonderer Tipp, um Deinen Stoffwechsel zu aktivieren, Deine Poren zu öffnen und Dein komplettes lymphatisches System zu aktivieren, ist dieser Detox-Quickie – Dein Bindegewebe wird es Dir danken!

Nutze den Sisal-Duschhandschuh oder die Bürste täglich in der Dusche und reibe Deinen Körper damit vollständig ab, beginnend bei den Fußsohlen Richtung Herz aufwärts. Wenn Du die Wirkung intensivieren willst, probiere es einmal im trockenen Zustand vor dem Duschen. Die ersten Male fühlt es sich vielleicht etwas unangenehm oder »kratzig« an, doch Deine Haut gewöhnt sich daran. Schon nach ein paar Anwendungen wirst Du eine positive Veränderung Deines gesamten Hautbildes feststellen. Deine Haut wird schön und samtig weich, Unreinheiten verschwinden, die Haut kann wieder atmen, strahlt richtig.

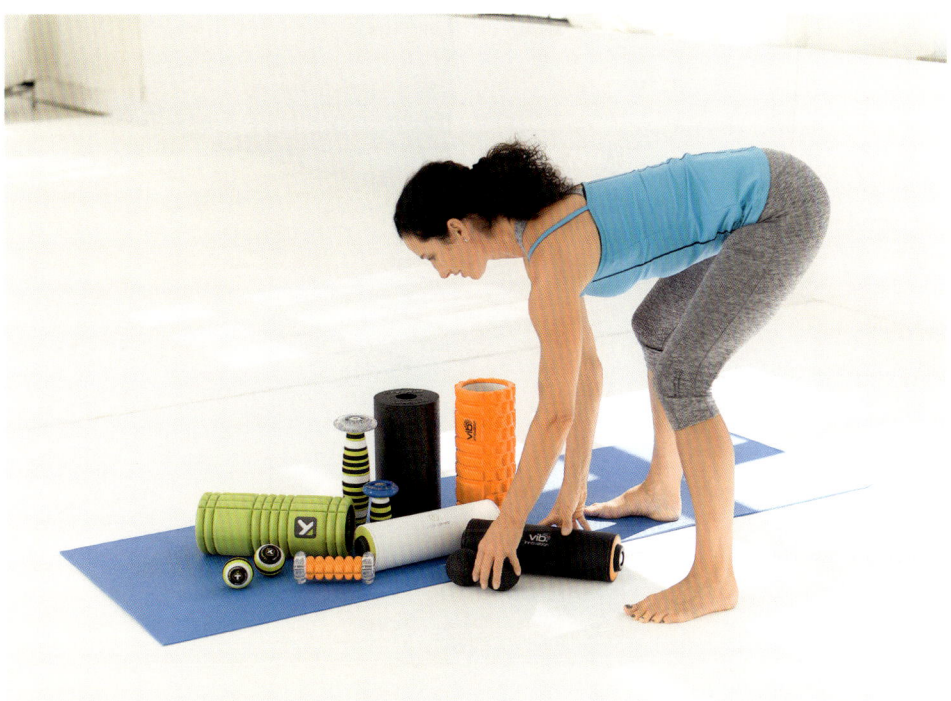

Faszienrollen und -bälle gibt es in verschiedensten Formen, Größen und Härtegraden.

Trainingsempfehlung:

- Alle 2–3 Tage (2–3 x pro Woche) 10–15 Minuten. Bei fließenden Übungen 15–30 Wiederholungen. Mindestens 48 Stunden Pause zwischen den Trainingseinheiten.
- **Achtung:** Das subjektiv wahrgenommene Wohlweh sollte auf einer Schmerzskala von 1–10 eine 7, maximal eine 8 erreichen. Bei manchen Punkten löst sich die Verspannung oder Verklebung nicht gleich beim ersten Mal. Wiederhole regelmäßig Dein Trigger-Programm, bis das erwünschte Wohlweh eintritt.

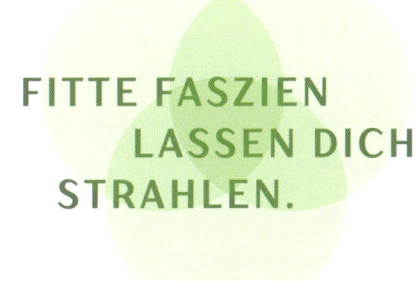

FITTE FASZIEN
LASSEN DICH
STRAHLEN.

FUSSSOHLE TRIGGERN

Du brauchst einen kleinen Triggerball für diese Übung.

. . . .

1. Stell Dich aufrecht hin, die Füße stehen parallel und hüftgelenksbreit geöffnet. Leg den Triggerball mittig unter den rechten Fuß und übe leichten Druck aus.
2. Mit gleichmäßigem Druck den Ball Richtung Zehen und dann zurück zur Ferse bewegen . Du spürst auf diesem Weg sicher 4–5 »Schmerzpunkte«. Wenn Du auf so einen Punkt stößt, halte an und erhöhe den Druck langsam und halte ihn, bis er sich aufgelöst hat. Rolle dann langsam weiter, bis Du Deine ganze Fußsohle abgesucht hast. Seitenwechsel. **Anfangs 1–2, später 3–5 Minuten pro Seite**

Wichtig: Wenn Du Unwohlsein während des Triggerns wahrnimmst, etwa im Magen, löse sofort den Druck. Das kann am Anfang durchaus passieren. Dann gib Dir die nötige Zeit.

GESÄSS TRIGGERN

Diese Übung kannst Du mit einem kleinen Triggerball oder einer kleinen Rolle durchführen.

. . . .

1. Leicht nach hinten geneigte Seitenlage. Stütz Dich auf dem bodennahen Arm stabil auf dem Ellenbogen ab: Die Finger zeigen nach vorne. Das obere Bein steht angewinkelt hinter dem ausgestreckten bodennahen Bein, den oberen Arm locker auf diesem Knie ablegen.
2. Die Triggerrolle relativ mittig unter dem Becken platzieren und das Gewicht darauf verlagern . Roll das Gesäß Stück für Stück über die Rolle. Triffst Du auf einen Schmerzpunkt, innehalten und den Druck intensivieren und halten, bis er sich aufgelöst hat. Auf diese Weise die Gesäßhälfte rundum abrollen. Seitenwechsel. **3–5 Minuten pro Seite**

Wichtig: Achte darauf, dass Dein Oberkörper entspannt bleibt, auch wenn die einzelnen Punkte arg schmerzhaft sein können. Atme ruhig und versuche, bewusst zu entspannen.

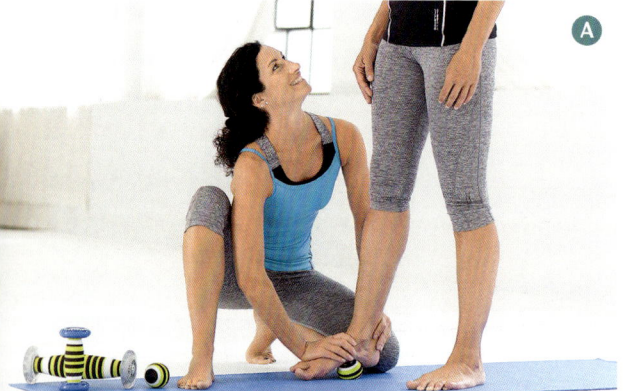

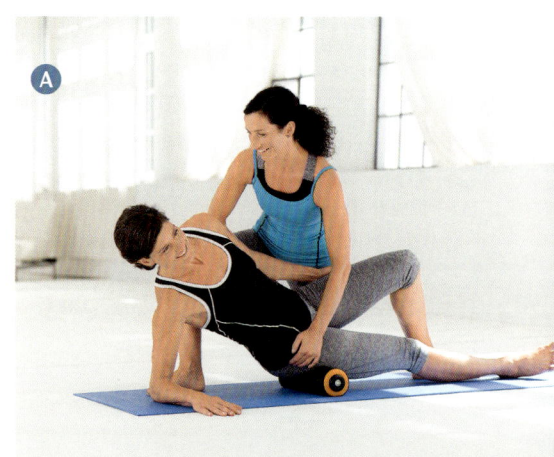

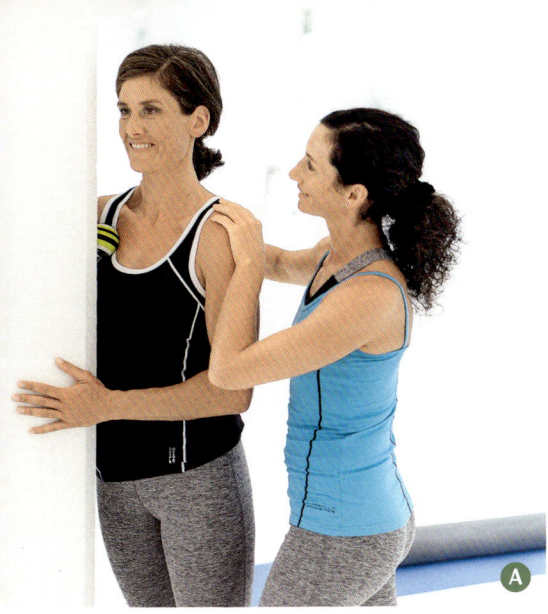

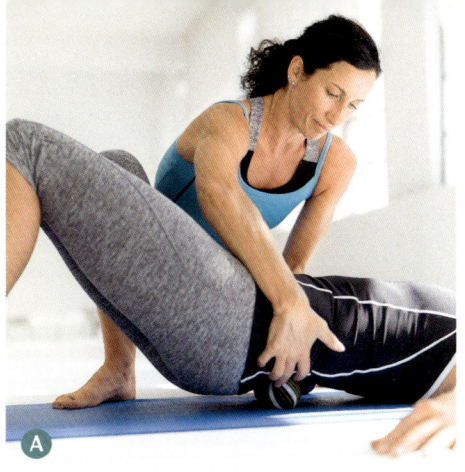

TÜRSTOCKTRIGGER FÜR DIE BRUST

Diese Übung im Stehen kannst Du immer und überall zwischendurch ausführen: Du brauchst nur einen kleinen Triggerball. Türstöcke finden sich überall.

1. Stell Dich aufrecht seitlich an einen Türrahmen und aktiviere Dein Powerhouse. Der türnahe Arm hängt locker nach unten. Lege den Triggerball vorne in die Vertiefung zwischen dieser Schulter und dem Brustmuskel. Halte Dich mit dem freien Arm am Türstock fest und ziehe Dich an ihn heran, um den Ball zu fixieren und die Druckintensität zu steuern **A**.
2. Den Ball mit sanftem Druck leicht bewegen, bis ein Schmerzpunkt gefunden ist. Position halten und den Druck leicht intensivieren und halten, bis der Punkt sich aufgelöst hat. Seitenwechsel.
    Mindestens 1–3 Minuten pro Seite

2 BÄLLE FÜR DEN GANZEN RÜCKEN

Mit 2 kleinen Triggerbällen in einer verschlossenen Socke gebündelt kannst Du Dich von der Hals- bis zur Lendenwirbelsäule verwöhnen.

1. Rückenlage. Du kannst Deine Beine ausstrecken oder leicht anwinkeln. Lege das Söckchen mit den beiden Bällen unter die Lendenwirbelsäule, sodass ein Ball links und ein Ball rechts der Wirbelsäule liegt **A**. Rolle Deinen unteren Rücken mit sanftem Druck hoch und tief, an Schmerzpunkten halten und intensivieren, bis sie sich aufgelöst haben. Du kannst Dich auch etwas nach rechts und links neigen oder das Becken kippen und strecken wie bei der Beckenschaukel von Seite 51.
2. Arbeite Dich Wirbel für Wirbel hoch Richtung Brust- und Halswirbelsäule.
    Mindestens 1 Minute pro Bereich

Wichtig: Der Druck wird auf die Muskeln neben der Wirbelsäule ausgeübt, niemals auf die Wirbelgelenke!

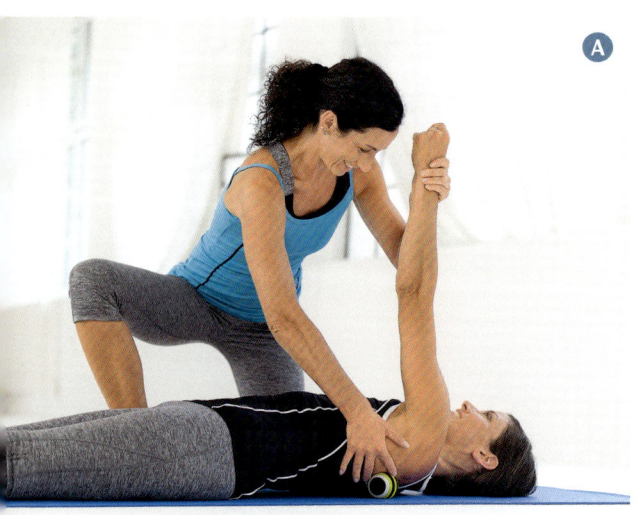

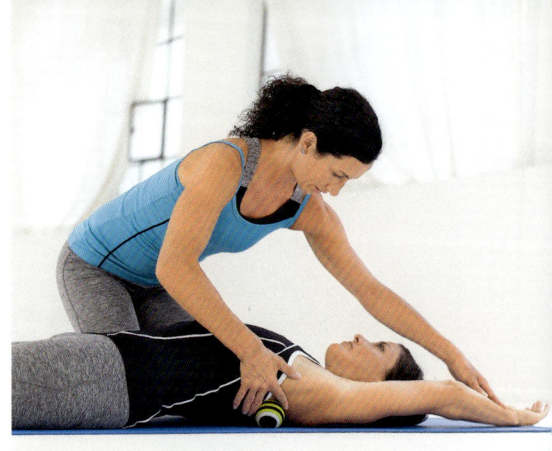

SCHULTERGÜRTEL TRIGGERN

Deinen Schultergürtel, eine leidgeplagte Körperpartie in jedem Alter, triggerst Du mit einem kleinen Triggerball.

....

1. Rückenlage. Die Beine sind ausgestreckt oder leicht angewinkelt, die Arme liegen seitlich neben dem Körper. Lege den Triggerball unter Deine rechte Schulter, dort, wo Du momentan die intensivsten Verspannungen hast.
2. Hebe den rechten Arm gestreckt nach oben **A**, kurz halten. Lege den Arm anschließend über den Kopf nach hinten ab **B**. Anschließend scherst Du den Arm nach vorne zum Becken neben Deinen Körper. Wiederhole diese Bewegungsfolge so lange, bis der Schmerzpunkt sich aufgelöst hat. Seitenwechsel.
Mindestens 1–3 Minuten pro Seite

Variante: Begib Dich in die Ausgangsposition (1.) und lege den rechten Arm über den Kopf nach hinten ab **B**. Bewege den Arm dann langsam auf dem Boden wie beim »Schnee-Engel«-Machen über die Seiten zum Becken und wieder zum Kopf zurück.
Mindestens 1–3 Minuten pro Seite

Wichtig: Den Schmerzpunkt halten und bearbeiten bis zur Auflösung, auch wenn es zu Beginn sehr intensiv wehtun kann.

DU BESTIMMST ÜBER DEINE WIRKLICHKEIT!

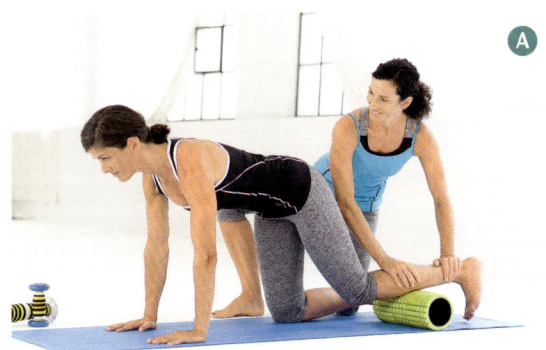

WADEN TRIGGERN

*Für die Waden brauchst Du eine
Faszienrolle oder eine Faszienhantel.*

....

1. Du kannst sitzen oder liegen. Das zu
   triggernde Bein ist ausgestreckt. Das andere darf auch aufgestellt werden. Lege
   die Rolle nah an der Ferse unter die
   Wade.
2. Drehe das Bein mit leichtem Druck
   nach innen und nach außen. Bei
   Schmerzpunkten Druck intensivieren
   und einige Atemzüge halten, bis sie sich
   auflösen. Eine effektive Verstärkung er-
   zielst Du durch zusätzliches Anziehen
   und Strecken der Fußspitze **A**. Arbeite
   Dich auf diese Weise Stück für Stück
   bis zum Knie hoch. Seitenwechsel.
   Mindestens 1–3 Minuten pro Seite

Wichtig: Für einen besseren Abtransport
gelöster Schlacken zum Herzen hin
behandeln!

SCHIENBEIN TRIGGERN

*Für die Schienbeine brauchst Du eine
Faszienrolle. Klingt hart, ist aber effektiv.*

....

1. 4-Füßler-Stand: Die Arme stehen senkrecht unter den Schultern, die Oberschenkel unter den Hüftgelenken. Das
   Powerhouse ist aktiviert, das Brustbein
   angehoben, der Blick geht zum Boden.
   Lege die Rolle nah am Fußgelenk unter
   das rechte Schienbein, der Fuß ist entspannt.
2. Hebe das rechte Knie. Das Schienbein
   drückt nun auf die Rolle **A**. Beginne
   den Unterschenkel sehr langsam nach
   innen und nach außen zu drehen, halte
   und intensiviere an Schmerzpunkten
   den Druck, bis sie sich gelöst haben.
   Arbeite Dich auf diese Weise Stück für
   Stück Richtung Knie. Seitenwechsel.
   Mindestens 1–3 Minuten pro Seite

Wichtig: Um den Druck zu verstärken,
kannst Du das andere Bein schräg über das
zu triggernde Bein legen.

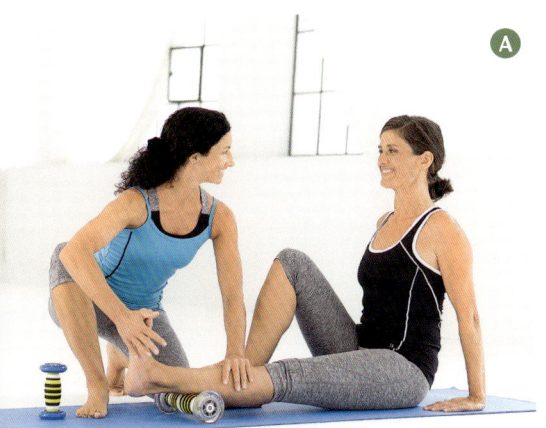

OBERSCHENKEL TRIGGERN

Alle Seiten des Oberschenkels kannst Du mit einer Faszienrolle behandeln.

1. Für die Schenkelrückseite aufrecht mit hinter dem Becken abgestützten Händen sitzen. Finger zeigen nach vorne. Beide Beine sind entspannt ausgestreckt. Eine Rolle nahe dem Knie unter den Schenkel legen. Der Fuß bleibt entspannt. Den Po anheben, sodass der Schenkel auf die Rolle drückt, und sehr langsam Richtung Po bewegen **A**. An Schmerzpunkten halten und intensivieren, bis sie sich gelöst haben. Zur Verstärkung den Oberschenkel nach innen und außen drehen. Die Bewegung vom Knie zum Gesäß und zurück mehrfach wiederholen.

2. Für die Außenseite aus der Haltung zur rechten Seite aufdrehen, sodass die Triggerrolle unter der Oberschenkelaußen-

seite liegt. Das linke Bein zur Stabilisierung vor das rechte stellen, den linken Arm am Becken ablegen **B**. Mehrfach vom Knie zum Hüftknochen hin abrollen wie links beschrieben.

3. Für die Oberschenkelvorderseite weiter in die Bauchlage drehen. Stütz Dich auf den Unterarmen ab, die Oberarme stehen senkrecht unter den Schultergelenken, die Finger zeigen nach vorne, der Nacken ist lang, das Powerhouse aktiviert. Die Faszienrolle liegt nun unter der Oberschenkelvorderseite nah am Knie **C**. Das Becken anheben, sodass der Schenkel auf die Rolle drückt, und wie links beschrieben mehrfach Richtung Hüftknochen abrollen. Seitenwechsel.

1–2 Minuten pro Schenkelseite

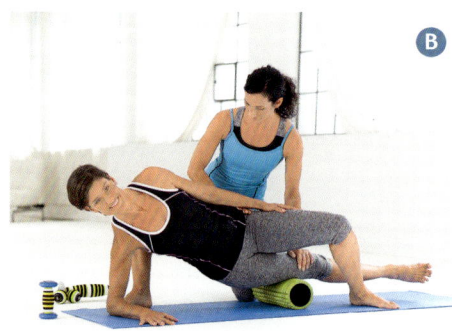

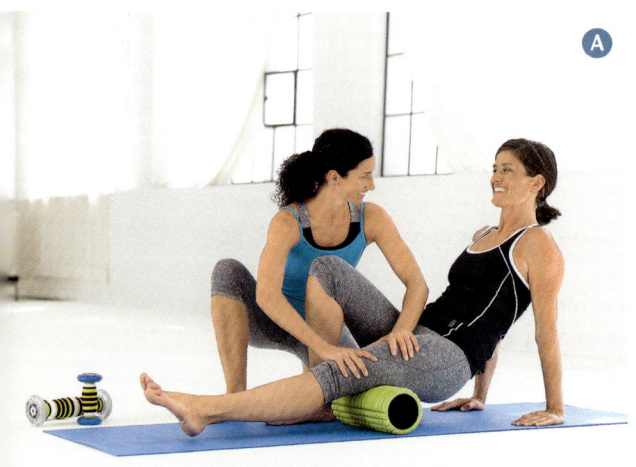

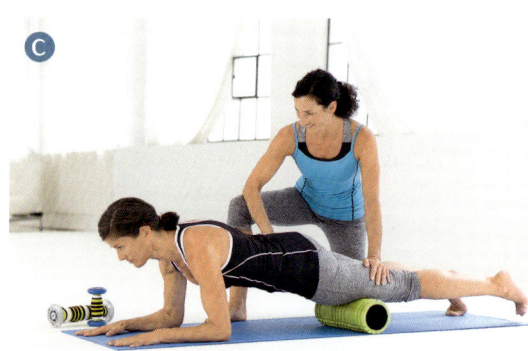

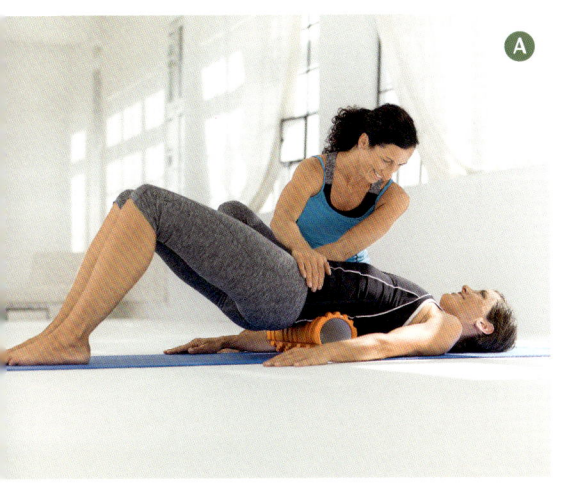

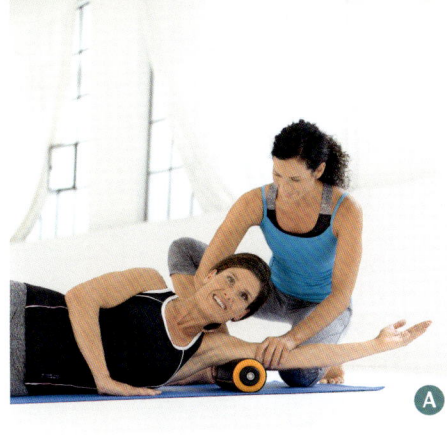

TRIZEP & BIZEPS TRIGGERN

Mit einer kleinen Rolle kannst Du Deine Faszienverklebungen im Arm lösen.

LENDENWIRBELSÄULE TRIGGERN

Der Lendenwirbelsäule tut auch das Triggern mit einer Faszienrolle sehr gut.

1. Rückenlage. Die Beine sind leicht aufgestellt, die Arme liegen locker neben dem Körper. Lege eine Faszienrolle quer unter die Lendenwirbelsäule **A**.
2. Langsam den Körper mit sanftem Druck Richtung Schultern und wieder zurück bewegen. Dabei sehr vorsichtig über jedes Wirbelgelenk rollen. An Schmerzpunkten Druck halten und intensivieren, bis sie sich auflösen. Zur Druckverstärkung den Oberkörper leicht nach links und rechts neigen. **1–3 Minuten**

Wichtig: Nacken und Kopf soweit es geht entspannt lassen, bei zunehmender Verspannung eine Pause machen.

1. Seitenlage. Der untere Arm ist nach oben über den Kopf ausgestreckt und bildet eine Linie mit dem Körper. Die Beine sind gestreckt. Den oberen Arm zur Stabilisierung vor dem Körper auf Brusthöhe aufstützen.
    Die Faszienrolle nah am Schultergelenk unter den Oberarm legen. Der Kopf ist angehoben, der Hals lang **A**.
2. Den Arm langsam Richtung Ellbogen über die Rolle ziehen und wieder zurück. Bei Schmerzpunkten am Trizeps den Druck halten und intensivieren, bis sie sich auflösen.
3. Für das Triggern des Bizeps den Arm weit nach vorne drehen und wie in 2. beschrieben verfahren. Seitenwechsel. **1–2 Minuten pro Muskel und Seite**

Wichtig: Nacken und Kopf, soweit es geht, entspannt lassen. Bei zunehmender Verspannung solltst Du eine Pause machen und Dich etwas lockern.

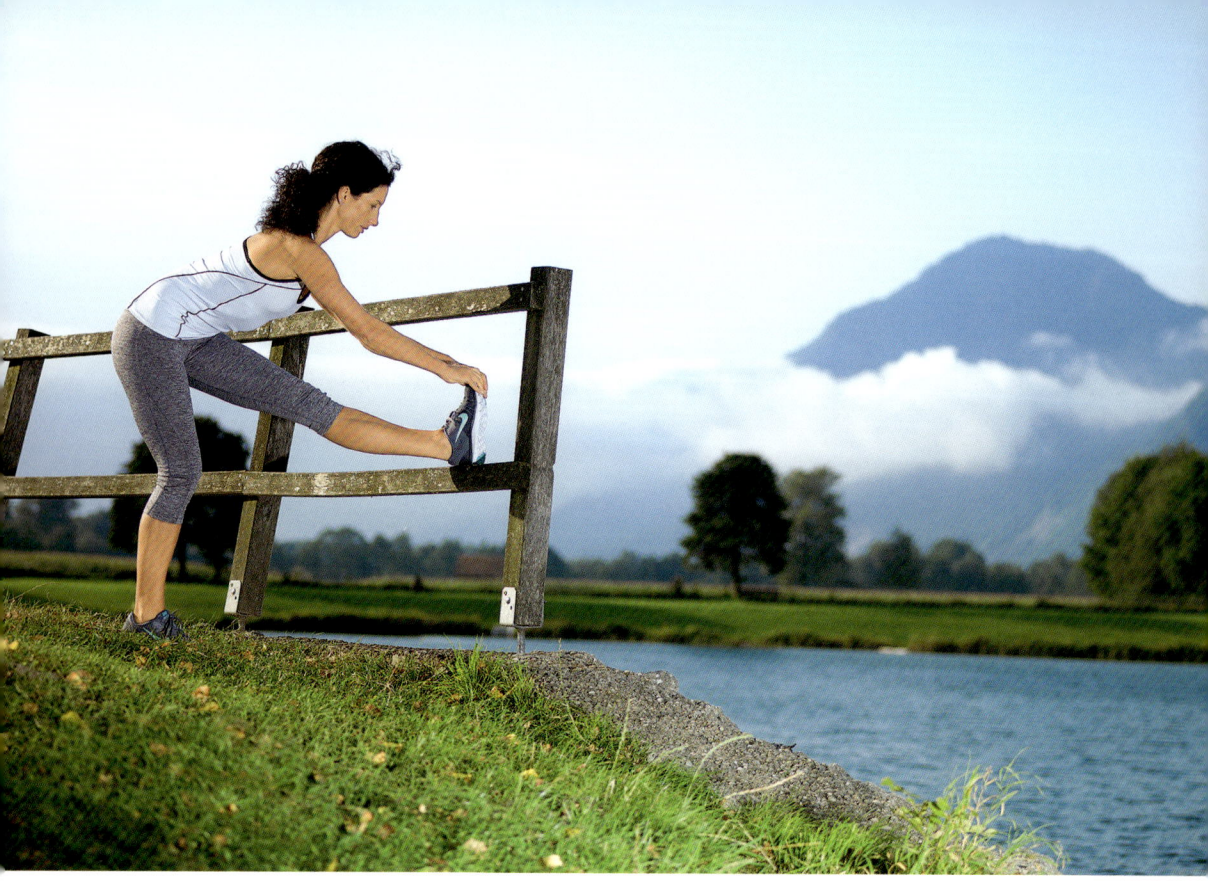

DEHNEN
BLEIB FLEXIBEL

....

Verminderte Mobilität ist keine unvermeidliche altersbedingte Abnutzungserscheinung. Frühzeitig unbeweglich wird nur, wer sich nicht bewegt und vor allem nicht dehnt. Die Übungen aus diesem Kapitel beugen dem vor – für geschmeidige Bewegungen bis ins hohe Alter.

Dehnen gilt – zu Unrecht – als der lästigste, am wenigsten spannende Aspekt des Trainings. Das muss nicht sein. Die Dehnübungen im folgenden Kapitel sind unkompliziert, kurzweilig und machen Spaß. Und nach der Dehnsession wirst Du belohnt: mit einem wohligen, positiv veränderten Gefühl im ganzen Körper. Dehnübungen sind nicht nur wichtig für Deine vom Sport beanspruchte Muskulatur. Auch Deine Gelenke, das Bindegewebe und Deine Haut reagieren positiv darauf. Alle zusammen haben einen enormen Einfluss auf Deine Flexibilität, die wiederum Deine Leistungsfähigkeit gerade im höheren Alter maßgeblich beeinflusst. Dehnübungen sind ein sinnvoller Bestandteil jedes schmerzfreien, gesunden und vor allem nachhaltigen Fitnesstrainings.

DEHNEN, ABER RICHTIG

Grundsätzlich meint »Dehnung« die Reaktion eines Muskels auf Zugspannung, um eine verbesserte Beweglichkeit und mehr Gelenkigkeit, Flexibilität zu erzielen. Wie dehnbar Du bist, ist sehr individuell und unter anderem abhängig von genetischer Disposition, Alter, Alltagsbelastung, Geschlecht und Deinem psychischen und physischen Allgemeinzustand. In jedem Fall wird regelmäßiges Dehnen Dir helfen, auf Dauer agiler und flexibler zu werden.

Statisch oder dynamisch dehnen?

Grundsätzlich unterscheidet man zwei Formen des Dehnens: statisch, das heißt ohne Bewegung, und dynamisch, also mit Bewegung beziehungsweise nachfedernd. Eine

Dehnung kann entweder aktiv oder passiv durchgeführt werden. Ein Beispiel: Wenn Du passiv-statisch dehnst, bringst Du Deinen Muskel mithilfe äußerer Kräfte (Partner, Schwerkraft) langsam in die Dehnposition und hältst diese, bis die Spannung fühlbar nachlässt. Diese Form des Dehnens findet ohne aktive Muskelanspannung statt und lässt sich wunderbar mit Deinen Entspannungstechniken kombinieren. Auch ist sie nach aktuellem Wissensstand gut geeignet für das »Cooldown«. Ein Beispiel für passiv-statisches Dehnen ist der Oberschenkel-Waden-Stretch auf Seite 82.

Eine Alternative ist die aktiv-statische Form der Dehnung, bei der ein Muskel durch aktive Anspannung des Antagonisten gedehnt wird. Sie gilt als effektiver, kann jedoch nicht bei allen Muskelgruppen angewandt werden. Ein Beispiel ist die Körbchen-Dehnung auf Seite 78: Hier dehnst Du aktiv die Oberschenkelvorderseite sowie die Hüft- und Brustmuskulatur, gleichzeitig wird Dein Rückenstrecker in der Haltung aktiviert.

Wichtig: Gehe bei allen Dehnübungen behutsam in die Dehnbewegung hinein, nicht ruckartig und reißend!

BEIM DEHNEN GILT – ZIEHEN JA, SCHMERZ NEIN.

Bei der dynamischen Dehnung wird am Ende der Dehnbewegung durch kleine federnde Bewegungen noch zusätzlich ein Reiz gesetzt. Früher galt diese Methode als besonders effektiv. Heutzutage rät die Sportwissenschaft eher davon ab, da man davon ausgeht, dass dadurch eine vermehrte Spannung im Muskel erzeugt wird.

Regelmäßig, aber behutsam

Du kannst nicht zu oft oder zu viel dehnen, auch wenn Du noch jünger bist. Ein effektives Dehnprogramm beinhaltet Entspannungsübungen, Mobilitätstraining und fasziale Techniken.

Dabei gilt immer, bei jeder Dehnübung während oder nach der Ausführung frei von Schmerzen zu sein. Ein leicht ziehendes Gefühl, während der Muskel unter Zugspannung gesetzt wird, ist in Ordnung. Zudem ist es sinnvoll, dass Deine Muskulatur »vorbearbeitet« ist. Verspannungen bzw. »Knötchen« (Triggerpunkte) kannst Du vor den Dehnübungen mit Faszientraining lösen. Ansonsten kann es zu einer Verschlechterung oder ungewollten Schmerzen kommen.

Ein hartnäckiger Irrglaube ist, dass Dehnen Muskelkater, kleinen Rissen im Muskel, vorbeuge oder diesen lindere. Im Gegenteil, es kann sogar zu einem negativen Ergebnis kommen, wenn der Muskel bereits überstrapaziert und durch zu intensives oder ruckartiges Dehnen weiter gereizt wird.

Davor oder danach?

Wann ist der richtige Zeitpunkt zum Dehnen, vor oder nach dem Training? Die Sportwissenschaft ist sich einig: danach! Vor dem Training passiv-statisch zu dehnen kann sogar die Verletzungsgefahr erhöhen, wenn zuvor keine Aktivierungsphase stattfindet, denn die Gelenkstabilität ist unmittelbar nach dem Dehnen schlechter. Besser ist es, vor dem Training Dein Herz-Kreislauf-System in Schwung zu bringen und mit aktiven Bewegungen die Muskulatur aufzuwärmen. Auch wenn Du mehrere Durchgänge bei Deinen Kraftübungen machst, ist es nicht notwendig oder sinnvoll, zwischen den einzelnen Sätzen »zwischenzudehnen«. Es macht keinen Sinn, erst den Muskel zusammen- und dann wieder auseinanderzuziehen. Die Länge eines Muskels ist genetisch festgelegt und nicht veränderbar. Er bleibt auch während Deines Trainings in seiner Struktur gleich lang.

Wenn Du nur eine Dehneinheit ohne vorheriges Kraft- oder Ausdauertraining absolvierst, geh einfach nach dem Motto vor: Das, was Dir guttut, machst Du. Wie immer regelmäßig und konstant!

Bewegungsfluss als Genuss

Am angenehmsten dehnt es sich, wenn statt statischen, isolierten Übungen aneinanderhängende Dehnungen und Mobilisationseinheiten ausgeführt werden. Übe dabei fließend und anmutig. Lass die Bewegungen im Einklang mit Deinem Atemfluss stattfinden.

Trainingsempfehlung:

So oft es geht, mindestens 2–3 x pro Woche für 10–30 Minuten trainieren. 10–30 Sekunden für jede Übung einplanen und jede fließend etwa 15–30 x wiederholen. Ergänzt Du Dein Dehnprogramm noch mit einer ruhigen Meditation, wirst Du sehr zeitnah ein rundum wohliges Körpergefühl wahrnehmen.

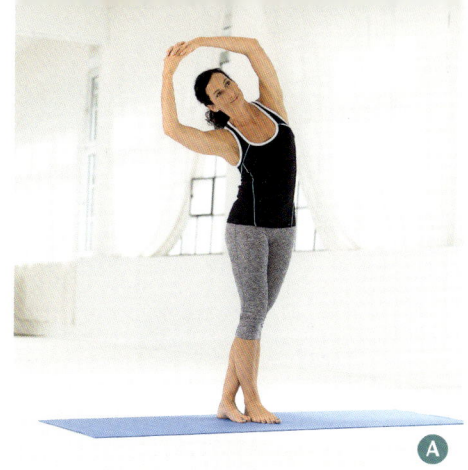

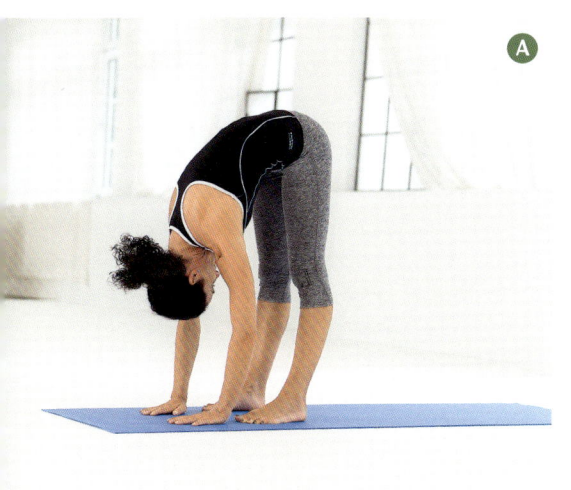

STEHENDE SEITENNEIGE

Dank einem kleinen Armdreh mit extra Lifting-Effekt. Dehnend und straffend zugleich.

1. Stell Dich aufrecht hüftbreit hin. Die Arme hängen locker nach unten, Handflächen zeigen nach vorne. Arme zeigen locker Richtung Boden, Handflächen und Daumen sind nach außen gedreht. Mit der Einatmung die Arme über die Seite nach oben zum Kopf heben, die Hände aneinanderlegen, Handflächen zeigen weiter nach vorne.
2. Mit der Ausatmung den ganzen Oberkörper, Kopf und Arme so weit wie möglich nach rechts neigen 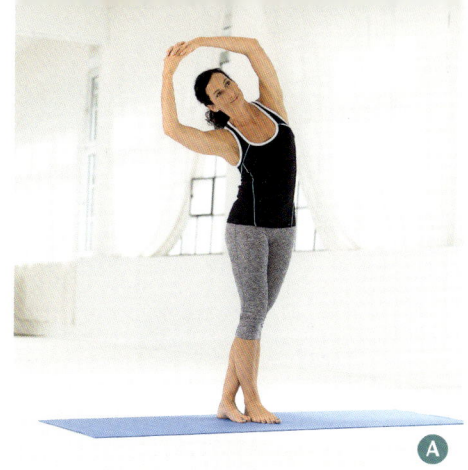. 2–3 fließende Atemzüge halten, mit der nächsten Einatmung zurück zur Mitte kommen, Arme bleiben oben. Seitenwechsel.
   2–3 x pro Seite

Lifte Dich selbst! Zeigen die Handflächen der herabhängenden Arme nach vorne, richtet diese Außenrotation der Arme automatisch nach vorne hängende Schultern auf!

STEHENDE VORBEUGE

Dehnt intensiv die bei fast allen verkürzten Oberschenkelrückseiten.

1. Stell Dich aufrecht hüftbreit hin. Die Knie sind entspannt, aber gestreckt. Die Arme hängen locker nach unten, die Schulter- und Nackenmuskulatur ist entspannt.
2. Neige den Kopf zur Brust und rolle mit der Ausatmung Wirbel für Wirbel Richtung Boden ab. Die Arme fließen mit nach unten. Halte dabei Deine Knie so gut wie möglich gestreckt 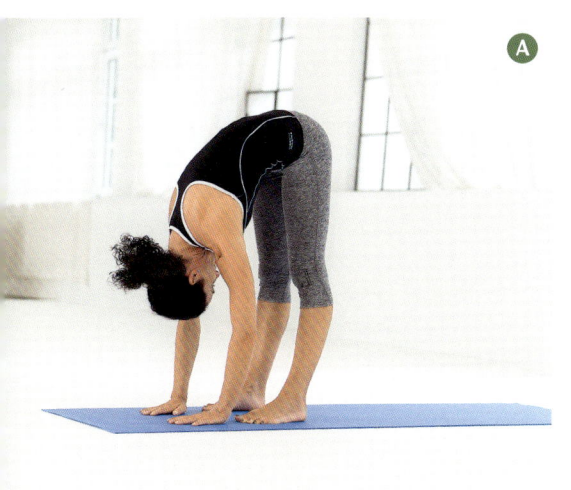. Stoppe, ehe Du die Knie beugen musst. Fließend atmen. Versuche, die Dehnung zu intensivieren, indem Du mit jedem Atemzug etwas tiefer sinkst. Die tiefstmögliche Position 3–4 Atemzüge halten.
3. Mit der nächsten Ausatmung Wirbel für Wirbel aufrichten. **3–4 x**

SITZENDE VORBEUGE

Dehnt die Oberschenkelrückseiten, den Po und die Rückenmuskulatur.

1. Setz Dich mit aufgerichtetem Rücken und gestreckten Beinen. Der Kopf ist aufrecht, die Schultern ziehen Richtung Hosenbund, die Lendenwirbelsäule ist in NP, das Powerhouse ist aktiviert. Die Fußspitzen sind gestreckt, aber locker. Die Arme hängen entspannt nach unten.
2. Mit der Ausatmung den Rücken Wirbel für Wirbel rund nach vorne rollen Richtung Fußspitzen, der Kopf beginnt. Bauchspannung beibehalten. Die Arme gleiten gleichzeitig so weit es geht an den Beinen entlang in Richtung Füße **A**. 5–10 Atemzüge halten.
3. Mit der Ausatmung zurückrollen und die Wirbelsäule wieder aufrichten: Stell Dir vor, Dein Scheitel wird an einem Faden nach oben gezogen. **Mindestens 1–3 x**

MEERJUNGFRAUEN-DEHNUNG

Mit einem Ball kannst Du diese umfassende Dehnung noch fließender ausführen.

1. Setz Dich aufrecht im Grätschsitz hin. Winkle das rechte Knie nach außen, das linke nach innen an, sodass Du in der Z-Position sitzt. Leg einen Ball rechts neben Dich. Hebe beide Arme ausgestreckt an den Seiten an, sodass sie eine waagrechte Linie mit den Schultern bilden. Die Hände zeigen nach unten, sind gestreckt und ziehen so weit wie möglich nach außen. Das Powerhouse ist aktiv.
2. Neige mit der Ausatmung den Oberkörper nach rechts: Der linke Arm dreht dabei die Handfläche nach oben und zieht rund über den Kopf nach rechts unten. Die rechte Hand liegt auf dem Ball und schiebt ihn mit leichtem Druck so weit wie möglich vom Körper weg **A**. Mit der Einatmung wieder aufrichten. Seitenwechsel. **5–10 x pro Seite**

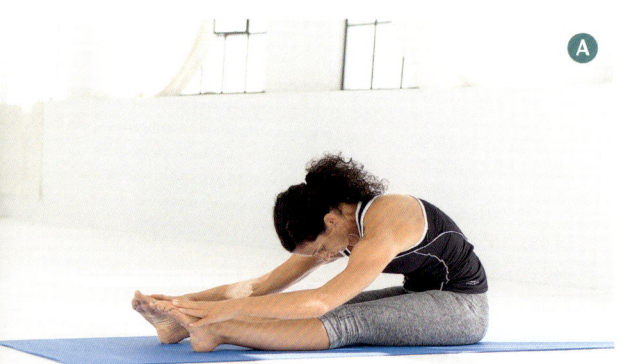

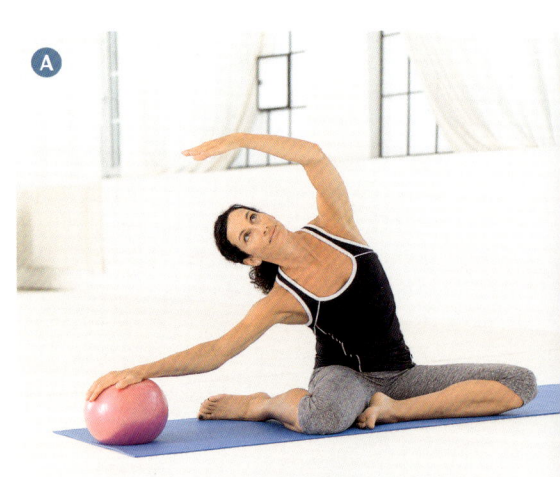

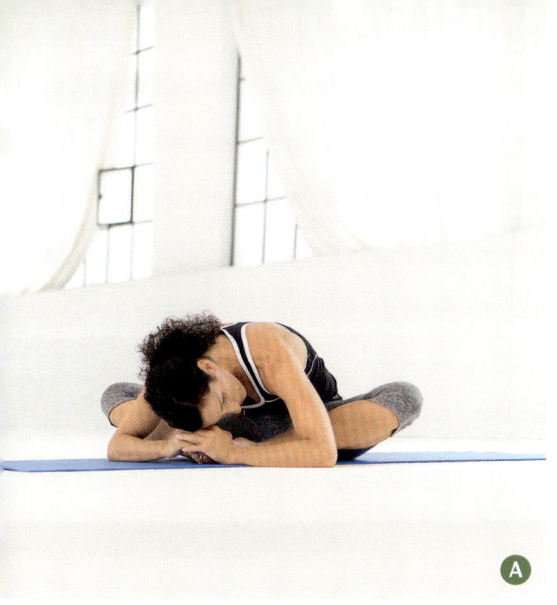

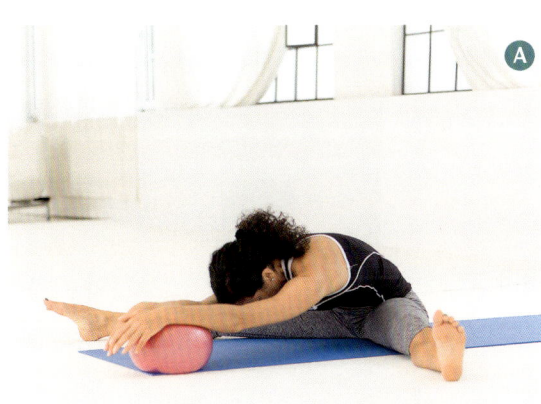

SCHMETTERLING

Diese Übung dehnt intensiv die Ober-
schenkelinnenseiten, die Hüftmuskulatur
und zusätzlich den Rücken.

....

1. Setz Dich aufrecht mit so nah wie möglich am Po aufgesetzten Füßen hin. Die
   Arme hängen entspannt an den Seiten
   nach unten. Lege nun die Fußsohlen
   aneinander und lass die angewinkelten
   Knie nach außen sinken. Dein Becken
   öffnet sich weit.
2. Mit der Ausatmung rollst Du Dich nach
   vorne unten, zuerst den Kopf senken,
   dann Wirbel für Wirbel den Rücken runden, so weit es Dir möglich ist.
   Gleichzeitig kommen die Hände zu den
   Füßen: Stütz Dich auf die Unterarme,
   die Ellbogen/Oberarme können gegebenenfalls mit sanftem Druck die Knie
   noch weiter auseinander schieben **A**.
   5–10 Atemzüge halten.
3. Mit der Ausatmung die Wirbelsäule
   wieder lang aufrichten. **3–4 x**

GRÄTSCHSITZ

Funktioniert auch ohne Geräte. Mit einem
Ball kannst Du eine kontrolliert fließende
Dehnung ausführen.

....

1. Setz Dich aufrecht in einen möglichst
   weiten Grätschsitz. Die Fußspitzen sind
   dabei gestreckt. Die Arme hängen locker
   an den Seiten. Falls Du einen Ball hast,
   lege ihn zwischen Deinen Beinen bereit.
2. Mit der Ausatmung rollst Du Dich nach
   vorne unten, zuerst den Kopf senken,
   dann Wirbel für Wirbel den Rücken runden, so weit es Dir möglich ist. Gleichzeitig kommen die Hände mittig zwischen den Beinen so weit wie möglich
   nach vorne. Leg die Hände dazu mit
   den Handflächen nach unten übereinander oder auf den Ball, den Du mit
   sanftem Druck nach vorne wegrollst **A**.
   5–10 Atemzüge halten.
3. Mit der Ausatmung aufrichten. **3–4 x**

HÜFTTWIST

Für Gesäß, Lendenwirbelsäule, Brust.

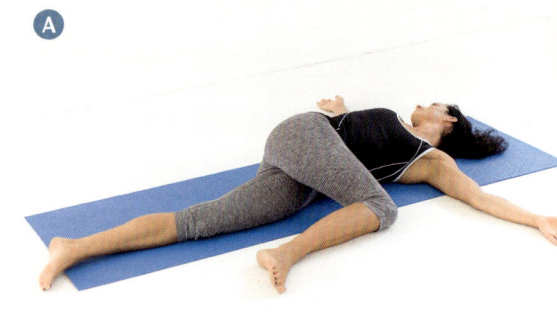

1. Rückenlage. Die Arme liegen auf Schulterhöhe zur Seite ausgestreckt, die Handflächen zeigen nach oben. Die Beine sind lang gestreckt.
2. Mit der Ausatmung zieht das rechte Knie zur Brust und legt sich dann über das linke Bein zur Seite ab, sodass eine Drehung in der Lendenwirbelsäule entsteht. Der Kopf dreht zur rechten Seite **A**. Position 5–10 Atemzüge halten. Seitenwechsel. **1 x pro Seite**

Wichtig: Entspannt atmen und das Bein nur so weit zur Seite legen, wie Du beide Schultern fest am Boden halten kannst.

SCHWANENTAUCHERIN GEDREHT

Mit der Schulterdrehung werden nicht nur die Brustmuskeln, sondern auch die seitlichen Bauchmuskeln gedehnt.

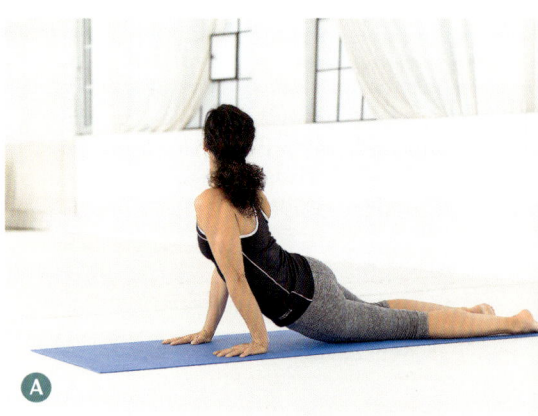

1. Bauchlage, Beine und Füße liegen lang gestreckt auf. Stütz Dich mit beiden Handflächen direkt unter dem Schultergelenken ab. Die Fingerspitzen zeigen nach vorne, die Ellbogen liegen eng am Rippenbogen an und zeigen Richtung Fersen. Die Stirn liegt mittig am Boden.
2. Mit der Ausatmung schieben die Arme den Oberkörper nach oben in eine umgekehrte »Bogenposition«, bis die Ellbogen natürlich gestreckt sind. Dabei dreht der Kopf nach rechts über die Schulter auf und nimmt die rechte Schulter und die Hüfte etwas mit. Der Blick geht nach rechts oben und zieht die Halswirbelsäule lang **A**.
3. Mit der Einatmung zurück in die Ausgangsposition kommen. Seitenwechsel. **5–10 x pro Seite**

Wichtig: Die Schultern ziehen Richtung Hosenbund. Das Powerhouse ist aktiviert.

SPITZDACHDEHNUNG

Dehnt intensiv Hüfte, Beine und Rücken.

....

1. 4-Füßler-Stand. Die Hände stützen mit
   den Fingerspitzen nach vorne direkt unter den Schultern ab. Die Knie stehen
   senkrecht unter den Hüftgelenken, Fußspitzen sind aufgestellt. Die Wirbelsäule
   ist in NP, das Powerhouse ist aktiv.
2. Mit der Ausatmung Knie und Gesäß anheben, bis ein Dreieck entsteht. Rücken,
   Arme und Beine sind lang gestreckt 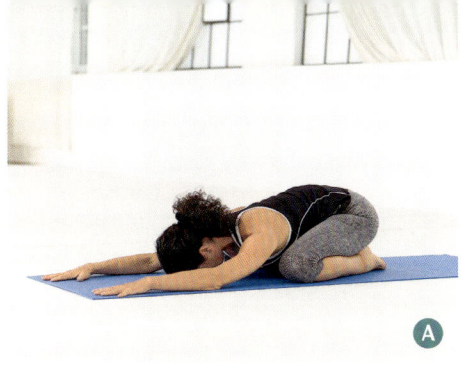.
   Das Gewicht verteilt sich gleichmäßig
   auf Finger und Handballen. Die Schultern ziehen Richtung Hosenbund!
   5–10 Atemzüge halten, dann zurück
   in den 4-Füßler. **3–8 x**

Steigerung: Aus der Dreiecksposition die
Beine abwechselnd in Verlängerung der Wirbelsäule zur Decke strecken. Fußspitze ist
gestreckt **B**. 3–5 Atemzüge halten. Seitenwechsel. **3–5 x pro Seite**

Wichtig: Wenn Du die Knie noch nicht ganz
strecken kannst, einfach leicht gebeugt
lassen. Wichtig ist, dass der Rücken lang
gestreckt bleibt.

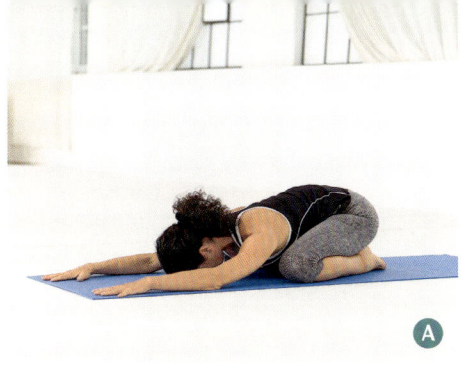

A

FERSENSITZ

*Idealer Ausgleich nach der vorhergehen-
den Übung.*

....

1. 4-Füßler-Stand wie links.
2. Becken zurückschieben auf die Fersen.
   Den Oberkörper und Kopf entspannt
   am Boden ablegen, Arme liegen über
   den Kopf hinaus am Boden **A** oder
   locker neben dem Becken. Fließend
   atmen! **1–2 Minuten oder 5–10 Atemzüge halten.**

Wichtig: Bei Schmerzen im Knie diese
leicht nach außen öffnen und den Winkel
verändern oder Position auflösen.

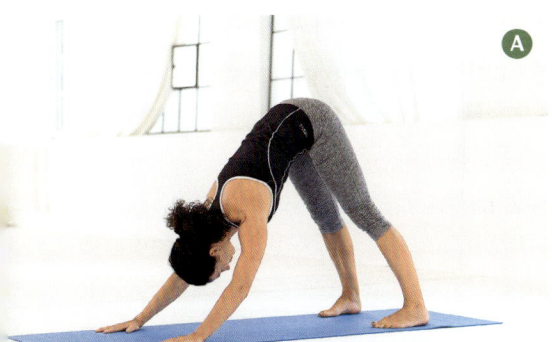

A

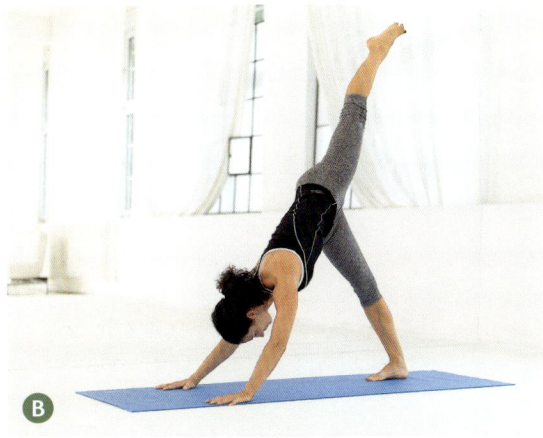

B

KÖRBCHEN

Eine intensive Rückbeuge-Dehnung für Deine Körpervorderseite.

....

1. Bauchlage. Arme und Beine liegen lang gestreckt am Boden, die Stirn liegt mittig auf. Das Powerhouse ist aktiv, damit der Rücken geschützt ist!
2. Mit der Ausatmung Beine und Arme aus den Gelenken heraus strecken. Einatmen und Position halten. Mit der Ausatmung die Knie beugen, die Fersen ziehen Richtung Gesäß. Gleichzeitig greifen die gestreckten Arme beide Fußgelenke **A**, anfangs auch nur die Waden. 5–10 Atemzüge halten, dabei mit jeder Ausatmung sanft etwas mehr nach oben ziehen. **5–10 Atemzüge in der maximalen Dehnung halten.**

Tipp: Anfänger machen die Beugung abwechselnd mit nur einem Bein. Dabei greifen beide Hände an das Fußgelenk, das andere Bein bleibt am Boden.

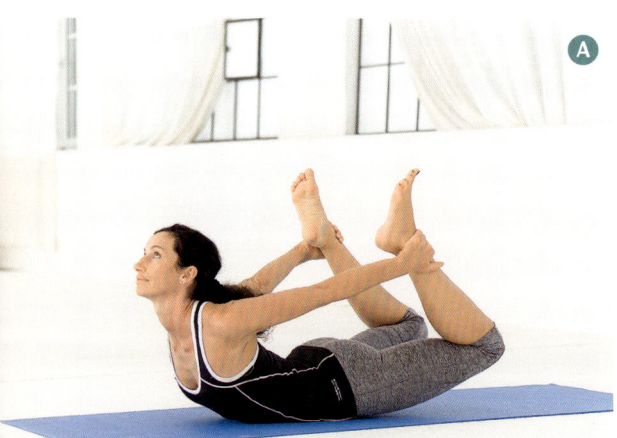

DREIECKS-ARMÖFFNER

Dehnt intensiv Schultern und Beine.

....

1. Aufrechter Stand. Die Arme hängen entspannt an den Seiten. Der linke Fuß macht einen großen und hüftgelenksbreiten Ausfallschritt nach vorne. Beide Knie sind gestreckt.
2. Der Oberkörper neigt sich mit gestrecktem Rücken (NP) zum linken Fuß, die Hände fließen mit, Handflächen oder Finger berühren links und rechts vom Fuß den Boden.
3. Die Knie so weit wie möglich strecken. Der rechte Arm bleibt in Position, der linke Arm dreht mit der Ausatmung gestreckt zur Seite auf, bis die Arme eine Senkrechte bilden **A**. Der Nacken bleibt lang, der Blick geht nach vorne oder hoch zur Hand. 5–10 Atemzüge halten. Seitenwechsel. **1–2 x pro Seite**

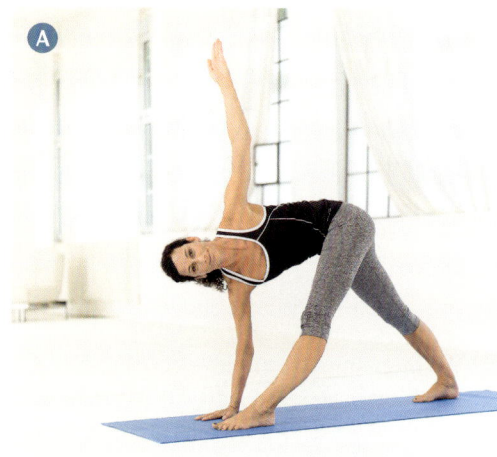

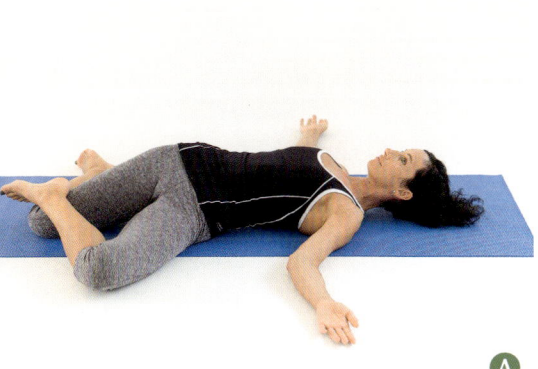

A

KNIEWIPPE

Dehnt intensiv die Hüft- und Lendenmuskulatur.

....

1. Rückenlage. Die Beine sind mindestens mattenbreit aufgestellt, die Knie etwa 90° angewinkelt. Der Blick geht nach oben, die Wirbelsäule ist in NP, das Brustbein sinkt entspannt in den Boden. Die Arme liegen auf Schulterhöhe locker gestreckt zur Seite, die Handflächen zeigen nach oben.
2. Lass Deine Knie locker 3–4 x gemeinsam nach rechts und links schaukeln und lege dann beide Knie zur linken Seite ab: Der linke Fuß liegt auf dem rechten Knie Ⓐ. 5–10 Atemzüge halten. Seitenwechsel. **1–2 x pro Seite**

Wichtig: Knie nur zur Seite sinken lassen, wenn die Beweglichkeit der Hüfte es noch nicht zulässt, dass ein Fuß auf dem anderen Knie liegt!

BANANENMÄDCHEN

Dehnt Deine Seiten auf ganzer Länge für eine schlanke Taille.

....

1. Rückenlage. Die Beine und Füße sind lang gestreckt, Du kannst auch die Knöchel übereinanderlegen. Die Arme liegen gestreckt über dem Kopf, Handflächen nach oben und nah beieinander. Die Wirbelsäule ist in NP.
2. Beuge Deinen kompletten Körper wie eine Banane nach links, Hände und Füße führen die Bewegung an, Schultern und Becken halten Bodenkontakt Ⓐ. 5–10 Atemzüge halten. Seitenwechsel. **1–2 x pro Seite**

Wichtig: Zur Verstärkung der Dehnung können die Füße überkreuzt werden.

Ⓐ

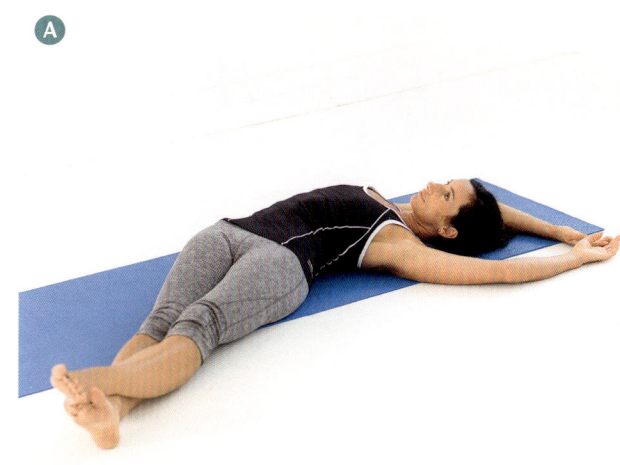

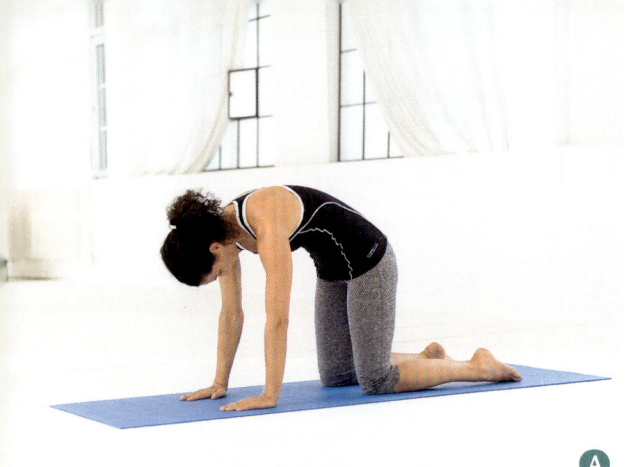

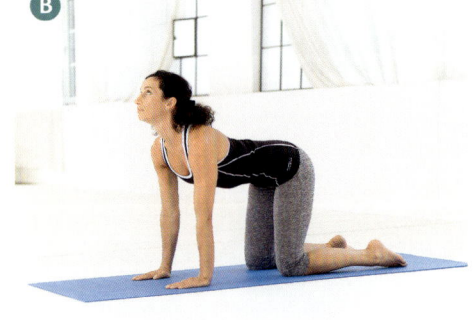

KÄTZCHEN-DEHNUNG

Hält nicht nur Katzen geschmeidig!
Dehnt intensiv Rücken-, Bauch- und Brust-
muskulatur im Wechsel.

....

1. 4-Füßler-Stand. Die Hände zeigen nach
   vorne und stehen senkrecht unter den
   Schultern. Die Knie stehen senkrecht
   unter den Hüftgelenken, die Füße sind
   gestreckt. Die Wirbelsäule ist in NP und
   lang, das Powerhouse ist aktiviert.
2. Einatmen. Mit der nächsten Ausatmung
   die Wirbelsäule auf ganzer Länge zur
   Decke runden: Das Kinn zieht dabei
   Richtung Brustbein. Das Brustbein zieht
   weit nach oben zwischen die Schulterblätter **A**. 3–5 Atemzüge halten.
3. Mit der nächsten Einatmung ein kont-
   rolliertes Hohlkreuz machen. Der Blick
   geht nach oben, die Halswirbelsäule
   bleibt lang, das Brustbein öffnet sich
   vorne **B**. 3–5 Atemzüge halten.
   3–5 x

Wichtig: Die Schultern ziehen konstant
Richtung Hosenbund, der Nacken bleibt
entspannt.

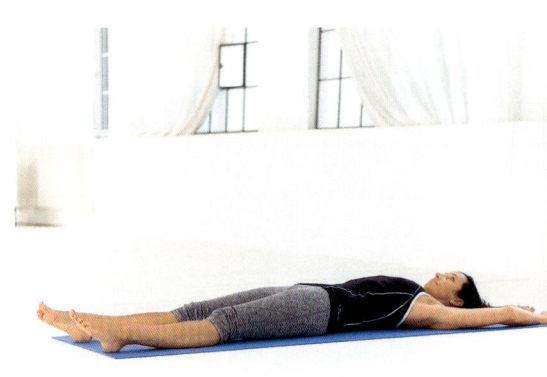

VOLLSTRECKER

Diese Rekelposition sorgt für eine
entspannte, schlanke Mitte und einen
beweglichen, langen Körper.

....

1. Rückenlage. Die Füße sind gestreckt, die
   Arme liegen mit den Handflächen nach
   oben gestreckt hinter dem Kopf. Der
   Kopf bleibt entspannt, Arme und Beine
   ziehen so weit es geht aus den Gelenken heraus weg vom Körper **A**.
   10–15 Atemzüge halten.

ARM-SCHULTER-STRETCH

Funktioniert auch ohne Rolle, mit kann die Dehnung aber wunderbar fließend gesteigert werden.

....

1. 4-Füßler-Stand wie links. Gegebenenfalls kleine Faszienrolle unter der Brust bereitlegen.
2. Mit der Einatmung holt der rechte Arm auf Schulterhöhe zur rechten Seite aus, mit der Ausatmung schiebt er mit dem Handrücken Richtung Boden unter der linken Schulter hindurch so weit wie möglich nach links. Dabei die Rolle erfassen und mit leichtem Druck wegrollen **A**. 4–5 Atemzüge halten, mit jedem Schub den Druck verstärken. Seitenwechsel. **4–5 x pro Seite**

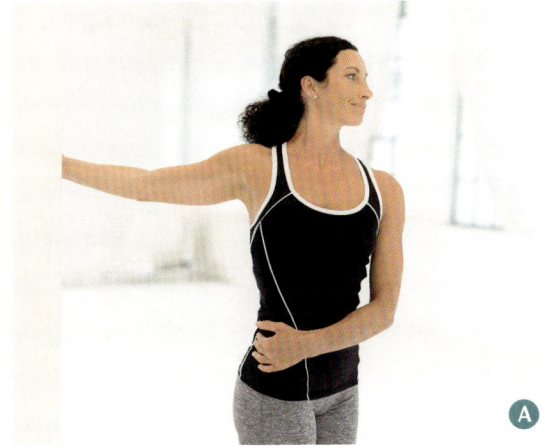

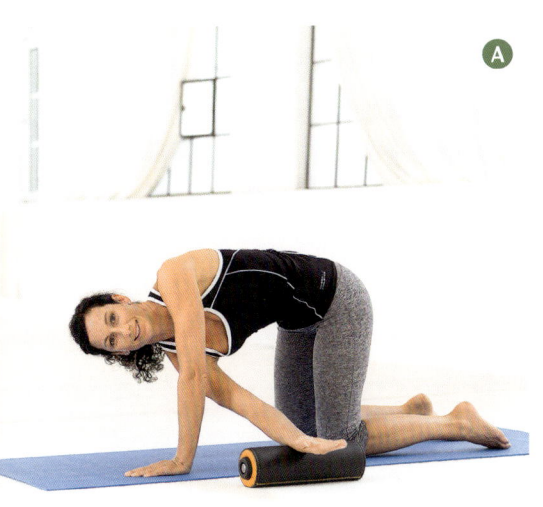

STEHENDE BRUSTDEHNUNG

Dehnt die oft verkürzte Brustmuskulatur und kann einfach zwischendurch am Türstock durchgeführt werden.

....

1. Aufrechter Stand neben einem Türrahmen, Baum oder Ähnlichem. Die Füße stehen hüftbreit fest auf dem Boden, die Wirbelsäule ist in NP. Die Schultern ziehen zum Hosenbund, die Arme hängen locker nach unten. Das Powerhouse ist aktiviert.
2. Strecke den rechten Arm auf Schulterhöhe aus und drücke Dich mit der Handfläche von hinten gegen den Türrahmen. Drehe gleichzeitig den Oberkörper zur linken Seite und nach hinten weg, die Schulter bleibt stabil und führt die Bewegung. Der Blick geht ebenfalls nach links hinten über die Schulter **A**. 5–10 Atemzüge halten. Seitenwechsel. **1–2 x pro Seite**

LIEGENDE BRUSTDEHNUNG

*Dein Körpergewicht dehnt Deine Brust-
muskulatur, der Twist im Becken fordert
zusätzlich Deine Seite.*

1. Seitenlage, beide Knie sind 90° angewinkelt und liegen vor dem Becken. Die
   Wirbelsäule bleibt lang und neutral, beide Arme liegen übereinander auf Schulterhöhe vor dem Körper. Der Kopf liegt
   locker in Verlängerung der HWS. Powerhouse aktiv halten.
2. Einatmen. Mit der Ausatmung öffnet sich
   der obere Arm im großen Radius nach
   hinten, die Handinnenseite zeigt nach
   oben. Der Blick bleibt dabei nach vorne
   gerichtet Ⓐ. Mit der Einatmung kommt
   der Arm wieder zurück nach vorne und
   legt sich auf dem unteren Arm ab. Seitenwechsel. **5–10 x pro Seite**

Tipp: Zur Nackenentlastung kann ein Kissen
oder Overball unter den Kopf gelegt werden.
Wirbelsäule neutral und lang halten, eine seitliche Senkung dieser zum Boden vermeiden!

OBERSCHENKEL-WADEN-STRETCH

*Dehnt intensiv die gesamte Beinrückseite
und den Po.*

1. Rückenlage. Die Wirbelsäule ist in NP, die
   Schultern ziehen zum Hosenbund. Die
   Beine und Füße sind gestreckt, aber locker. Die Arme liegen neben dem Körper.
2. Einatmen. Mit der Ausatmung mit
   den Händen das linke Bein umgreifen
   und so weit es geht Richtung Kopf
   ziehen. Das Knie und die Fußspitze
   bleiben dabei gestreckt, aber locker Ⓐ.
   5–10 Atemzüge halten und mit jedem
   Zug das Bein etwas näher ziehen.
   Seitenwechsel. **1–2 x pro Bein**

Wichtig: Das Becken in der Dehnung komplett am Boden lassen und die Wirbelsäule
neutral halten. Das gedehnte Bein nicht
direkt am Kniegelenk greifen.

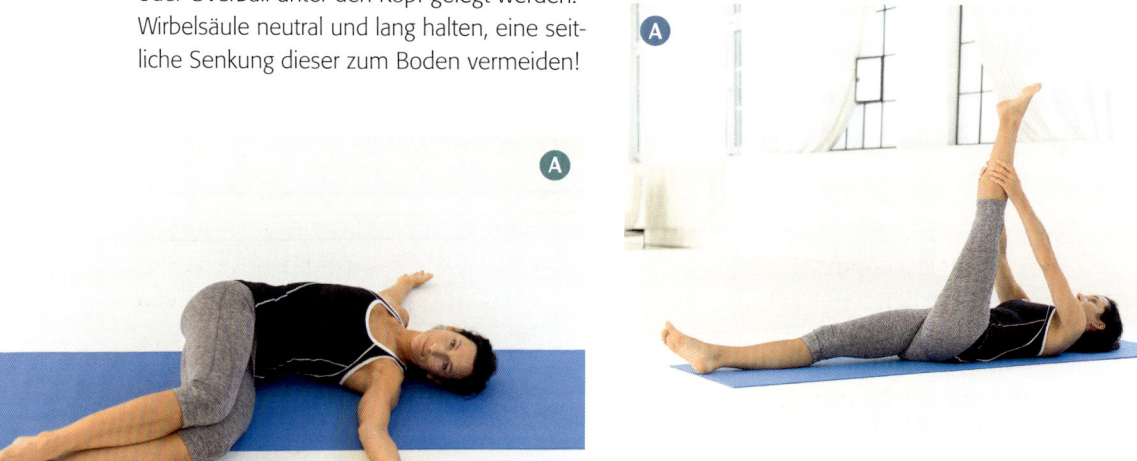

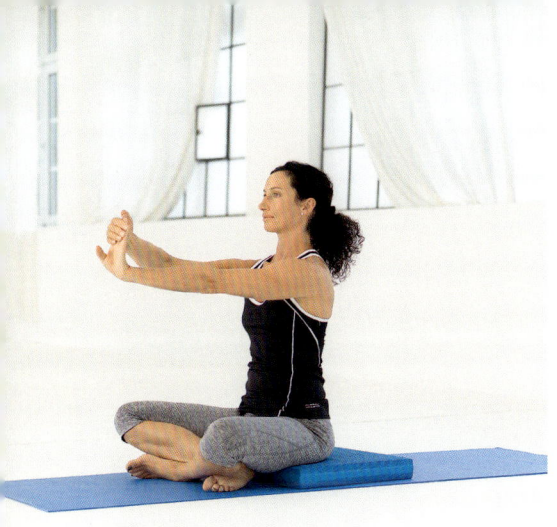

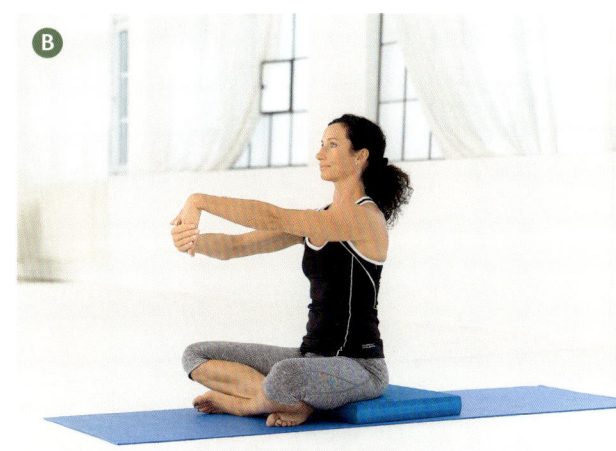

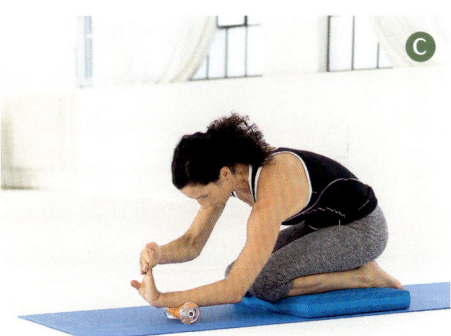

MAUS-ARM-VORBEUGER

Dehnt intensiv die Unterarmmuskulatur.
Ideal auch zwischendurch im Büro.

....

1. Du kannst sitzen oder stehen. Die Wirbelsäule ist in NP, die Schultern ziehen zum Hosenbund, das Powerhouse ist aktiv.
2. Hebe den gestreckten linken Arm mit dem Handrücken nach oben auf Schulterhöhe parallel zum Boden an. Ziehe mit der rechten Hand die Finger Richtung Schulter, die Handfläche zeigt nach vorne **A**. Die Dehnung der Unterarminnenseite 5–10 Atemzüge halten.
3. Die Finger nun in die Gegenrichtung, also nach unten und Richtung Achsel, beugen **B**. Die Dehnung der Handbeugemuskulatur 5–10 Atemzüge halten. Armwechsel. **1–2 x pro Arm**

Variante mit Fasziendehnung: Im Knien oder im Sitzen vor einem Tisch kannst Du mit einer kleinen Rolle bei der Dehnung zusätzlich fasziale Verklebungen lockern.
Lege dazu den zu dehnenden Unterarm nahe am Handgelenk auf eine kleine Faszienrolle und übe leichten Druck aus. Für **2.** mit der Arminnenseite **C**. Für **3.** den Arm nach außen drehen, sodass die Außenseite auf der Rolle liegt. Mit leichtem Druck den gedehnten Unterarm sehr langsam vom Handgelenk Richtung Ellbogen rollen und wieder zurück. **5–10 x pro Arm und Seite**

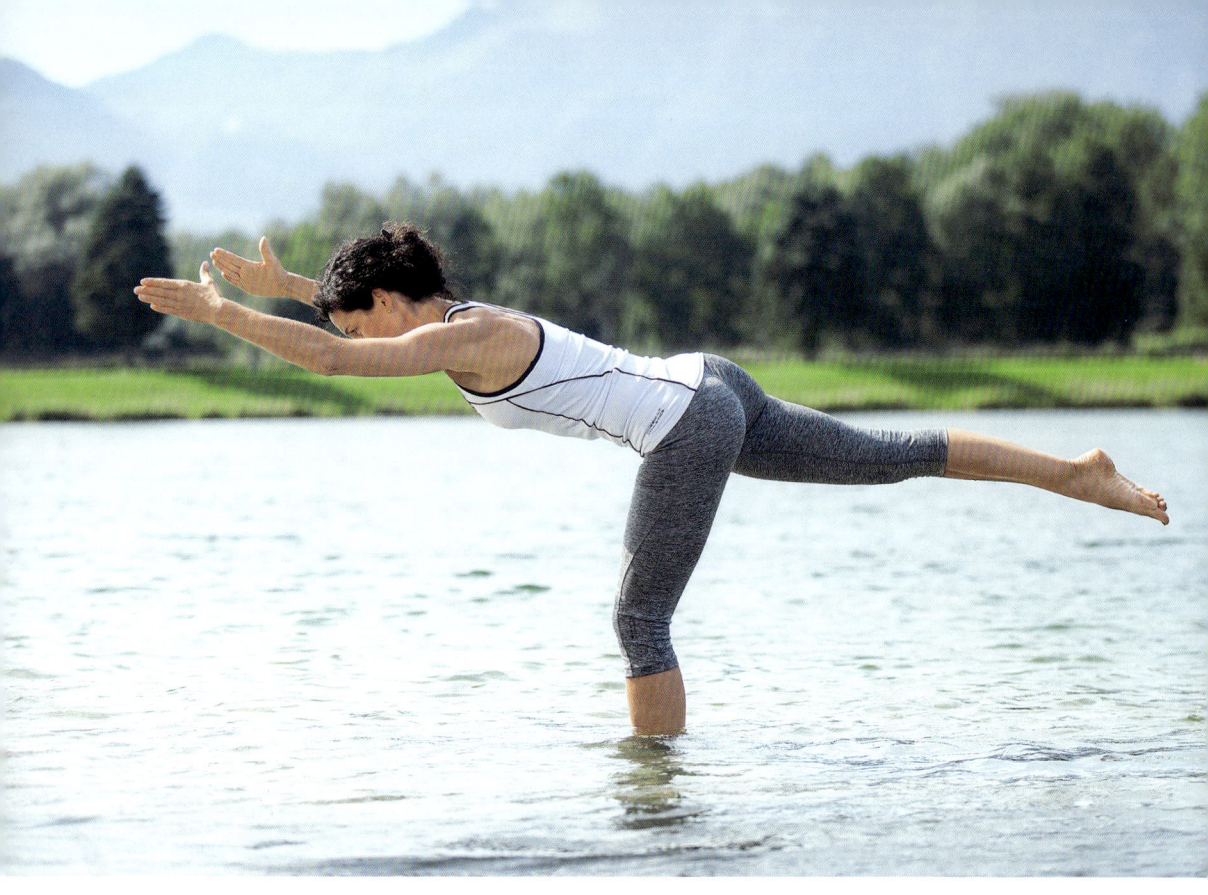

FUNKTIONELLES TRAINING
FÜR NEUE KÖRPERKRAFT

....

Wie nimmst Du dem Älterwerden am besten seinen Schrecken?
Indem Du Deinen Körper vom Scheitel bis zu den Zehenspitzen ganzheitlich
und effektiv trainierst, Dich »in Schuss hältst« und dabei gleichzeitig
Deine Körperwahrnehmung schulst.

Wie oft denken wir uns: »Warum kann ich nicht mehr so wie früher?« In der Regel liegt es einfach daran, dass wir nicht genug auf die Bedürfnisse unsere Körpers achten. Ein unserem Körper, unserer Natur gemäßes Fitnesstraining sollte stets ganzheitlich sein. Kein selektiver Aufbau einzelner Muskeln, sondern gesundes, stabilisierendes Üben, das ganz nebenbei die Körperwahrnehmung schult.

FUNKTIONELLES TRAINING HÄLT FIT!

Funktionelles Training ist in unserer bewegungsarmen Zeit ein wichtiges Element des Anti-Aging-Trainings. Wer funktionell trainiert, trainiert – anders als beim klassischen Krafttraining – komplette Muskelketten, verbessert Körperwahrnehmung und Koordination und hält auf Dauer seinen ganzen Körper fit und gesund. Ein Beispiel ist der klassische Liegestütz: Hier drückst Du Deine eigene Körpermasse gegen die Schwerkraft nach oben. Du beanspruchst dabei Anteile der Bauch-, Rücken-, Gesäß-, Arm- und Brustmuskulatur. Da unsere Muskeln richtige »Fettverbrennungskraftwerke« sind, treibt das Dein ganzes System zu Höchstleistungen an. Das Herz-Kreislauf-System wird angeregt, die Fettverbrennung steigt.

Ein Training für Body & Mind

Beim funktionellen Training bist Du zudem bei vielen Übungen in Deiner Koordinations- und Reaktionsfähigkeit gefordert. Das verbessert Deinen Gleichgewichtssinn und Deine Körperspannung und führt dazu, dass Dich auch im Alltag bald nichts mehr so

schnell »aus der Position« wirft: Wer mit geschlossenen Augen stabil auf einem Bein stehen und dabei noch den Kopf zur Seite drehen kann, für den ist der weite Griff zum obersten Schrankschubfach mit dem Telefon in der anderen Hand keine große Herausforderung mehr.

Die Fähigkeit, sich beim Trainieren rein auf die jeweilige Übung und deren korrekte Ausführung zu konzentrieren, ist ebenfalls wichtiger Bestandteil des Functional Training – das nützt nicht nur Deinem Körper, sondern auch Deinem Geist. In einer Welt, die immer mehr Multitasking von uns fordert, ist Konzentration eine elementar wichtige Eigenschaft. Jede Bewegung hat ihren Ursprung im Gehirn und gewinnt durch Konzentration an Qualität – diesen Aspekt finden wir auch im Core-Übungsteil wieder.

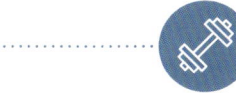

FUNKTIONAL ANTI-AGING

Beweglich, gut gedehnt, rank und schlank und topfit? Das geht vielleicht nicht von heute auf morgen, aber der erste Schritt ist bereits getan, wenn Du regelmäßig ein paar funktionelle Trainingseinheiten in Deinen Alltag integrierst. Die Vorteile auf einen Blick:

• schult die Propriozeption (Bewegungssinn, Körperwahrnehmung)
• trainiert komplette Muskelgruppen
• verbessert die Koordination
• intensiviert die Fettverbrennung
• erhöht die Reaktionsfähigkeit

Die Aufmerksamkeit sollte während Deines ganzen Trainings auf die einzelnen Übungen gerichtet sein und auf den inneren Dialog mit Deinem Körper.

Damit Dein Training »in Fleisch und Blut« übergeht, ist es sinnvoll, die einzelnen Übungen viele Male zu wiederholen. So stellt sich schnell ein gesunder Automatismus ein, der nachhaltig auch Deinen Körper verändern wird.

Eine gute, starke und vor allem in ihrer natürlichen Koordination geschulte Muskulatur erleichtert Dir Deinen Alltag in vielerlei Hinsicht. Jeder Handgriff fällt Dir leichter, Du stürzt selten bis nie, Deine Reaktionen sind schneller und präzise.

Trainingsgeräte

Um die Effektivität des funktionellen Trainings zu verstärken, können unterschiedliche Hilfsmittel eingesetzt werden, die Du problemlos transportieren und so nicht nur zu Hause, sondern auch unterwegs nutzen kannst. Je variabler Du diese einsetzt, desto abwechslungsreicher wird Dein Training. Wenn Du draußen trainierst, beziehe gerne auch aktiv Deine Umgebung (Baumstämme, Sitzbänke etc.) als »Trainingsgeräte« mit ein.

Folgende Hilfsmittel kannst Du in Dein Training mit einbeziehen:
• Therabänder
• Bälle
• Redondoball
• Pezziball
• Pilatesring
• instabile/labile Unterlagen wie Jumper oder Balance Pad
• Kurz-/Langhanteln
• Koordinationsleiter
• Sandsäcke
• Schlingentrainer
• Foamrollen
• u. v. m.

… **wenn Du etwas nicht besitzt, sei kreativ:** Eine gerollte Matte ersetzt die instabile Unterlage, ein Kissen den (Wurf-)Ball, eine gefüllte Plastikwasserflasche die Foamrolle und den Ring … Wichtig ist nur, dass Gegenstände, die Dein Körpergewicht halten oder tragen sollen, in jedem Fall gut fixiert sind, damit Du Verletzungen oder Stürzen vorbeugst!

Trainingsempfehlung

2–3 x pro Woche 15–20 Minuten. Pro Übung 15–30 Wiederholungen.

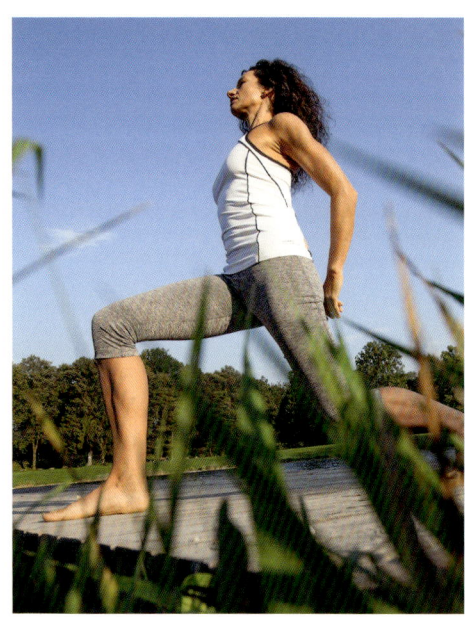

Viele Übungen im Buch kannst Du wunderbar draußen an Dein Lauftraining anhängen.

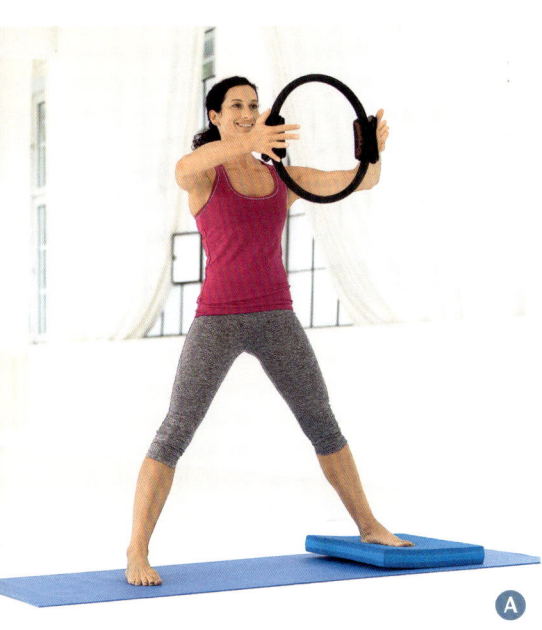

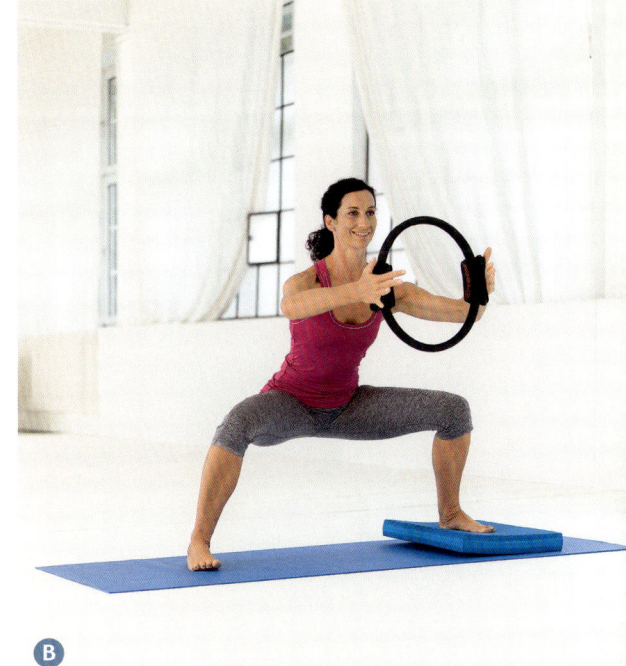

WEITE KNIEBEUGE INTENSIV

Funktioniert auch ohne Geräte. Das wackelige Balancekissen intensiviert die Übung. Ein Pilatesring trainiert den Oberkörper mit.

1. Aufrechter, weit geöffneter Grätschstand, die Fußspitzen zeigen nach vorne. Der linke Fuß steht auf einem Balancekissen. Die Wirbelsäule ist in NP, das Powerhouse aktiviert. Die Schulterspitzen ziehen Richtung Hosenbund. Die Arme sind schulterbreit parallel zum Boden nach vorne gehoben. Die Handflächen zeigen zueinander und drücken gegebenenfalls fest einen Pilatesring zusammen **A**. Den Ring konstant drücken, trotzdem Schultern und Nacken entspannt halten.

2. Mit der Einatmung die Knie so tief beugen, dass sie leicht nach außen zeigen, und das Gesäß so weit wie möglich nach hinten unten schieben. Der Oberkörper neigt sich leicht nach vorne, die Wirbelsäule bleibt gestreckt **B**.

3. Mit der Ausatmung wieder hochgehen, die Kniescheiben, sobald die Beine wieder gestreckt sind, zum Becken hochziehen und dabei die Beinkraft und Anspannung verstärken. **15–30 x**

Tipp: In der Beugung ist das Gewicht auf den Fersen, Knie bleiben konstant über dem Fußgelenk! Zur Intensivierung kann das Gewicht in der Streckung (3.) auf die Fußspitzen gebracht werden.

ENGE KNIEBEUGE INTENSIV

Die Kniebeuge für Fortgeschrittene funktioniert auch ohne Geräte. Der wackelige Jumper intensiviert die Übung. Ein Pilatesring trainiert den Oberkörper mit.

....

1. Aufrechter, hüftbreiter Stand, Fußspitzen zeigen nach vorne. Du kannst Dich auf einen Jumper, aber auch auf den Boden oder ein Balancekissen stellen. Die Wirbelsäule ist in NP, das Powerhouse aktiviert. Die Schulterspitzen ziehen Richtung Hosenbund. Die Arme sind schulterbreit parallel zum Boden nach vorne gehoben. Die Handflächen zeigen zueinander und drücken gegebenenfalls fest einen Pilatesring zusammen **A**. Den Ring konstant drücken, trotzdem Schultern und Nacken entspannt halten.
2. Mit der Einatmung die Knie beugen und das Gesäß so weit wie möglich nach hinten unten schieben. Der Oberkörper neigt sich leicht nach vorne, die Wirbelsäule bleibt lang gestreckt **B**.
3. Die Arme gehen gleichzeitig hoch über den Kopf, während die Schultern tief zur Hüfte ziehen **C**.
4. Mit der Ausatmung wieder hochgehen, die Kniescheiben, sobald die Beine wieder gestreckt sind, zum Becken hochziehen und dabei die Beinkraft und Anspannung verstärken. **15–30 x**

Wichtig: In der Beugung ist das Gewicht auf den Fersen, Knie bleiben konstant über dem Fußgelenk! Zur Intensivierung kann das Gewicht in der Streckung (4.) auf die Fußspitzen gebracht werden.

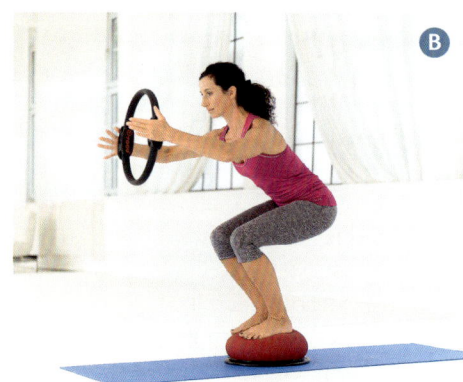

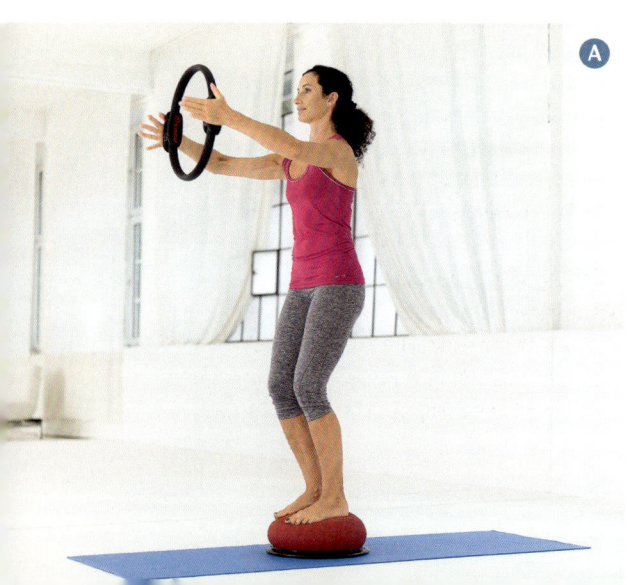

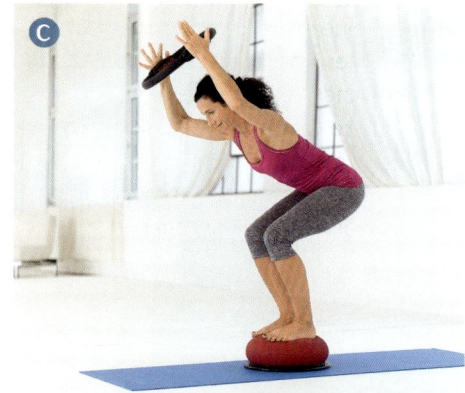

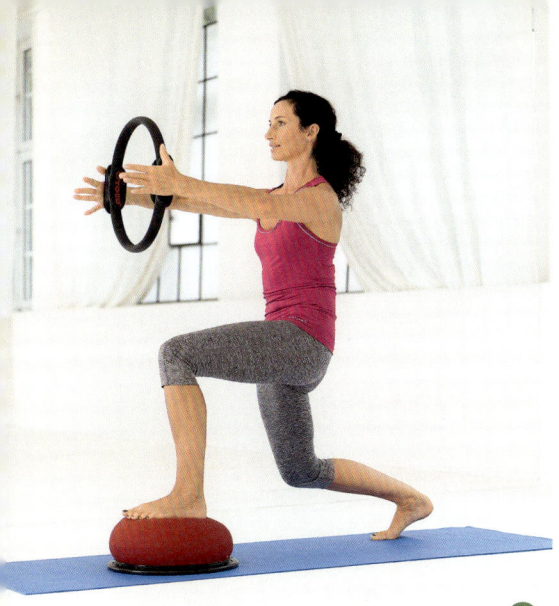

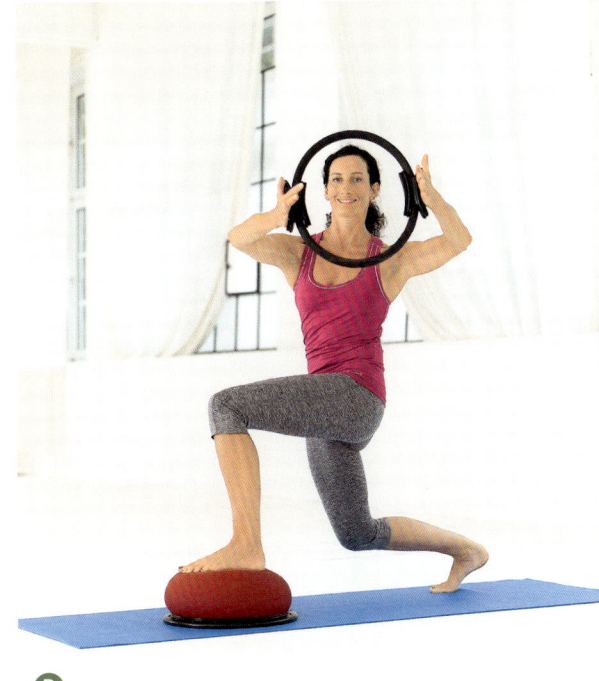

AUSFALLSCHRITT INTENSIV

*Der intensive Po- und Beinformer funktio-
niert auch ohne Geräte, Jumper und
Pilatesring machen daraus ein intensives
Ganzkörpertraining.*

1. Aufrechter, hüftbreiter Stand. Das Powerhouse ist aktiviert. Die Arme sind mit
   den Handflächen zueinander parallel
   zum Boden nach vorne gestreckt und
   drücken gegebenenfalls einen Pilatesring fest zusammen. Das linke Bein
   macht einen großen Ausfallschritt nach
   vorne, gegebenenfalls auf einen Jumper,
   die Beine sind gestreckt.
2. Mit einer Einatmung beide Knie ganz
   tief, mindestens 90°, beugen, sodass
   der linke Oberschenkel parallel zum
   Boden steht. Das rechte Knie geht Richtung Boden, setzt aber nicht auf. Der
   Oberkörper bleibt aufrecht und stabil A.

Variante: Bei der Kniebeugung den
Oberkörper weit nach links aufdrehen B.
Bauchspannung dabei stabil halten!

3. Mit der Ausatmung wieder aufrichten,
   sobald die Beine gestreckt sind, die
   Kniescheiben nach oben ziehen und die
   Oberschenkelspannung intensivieren.
   Seitenwechsel. **10–15 x pro Seite**

Wichtig: Das Knie des vorderen Beins
steht genau über dem Fußgelenk! Das
Fußgelenk steht direkt auf dem Mittelpunkt
des Jumpers. Hintere Ferse weg vom Boden!
Je breiter Du stehst, desto stabiler bist Du.

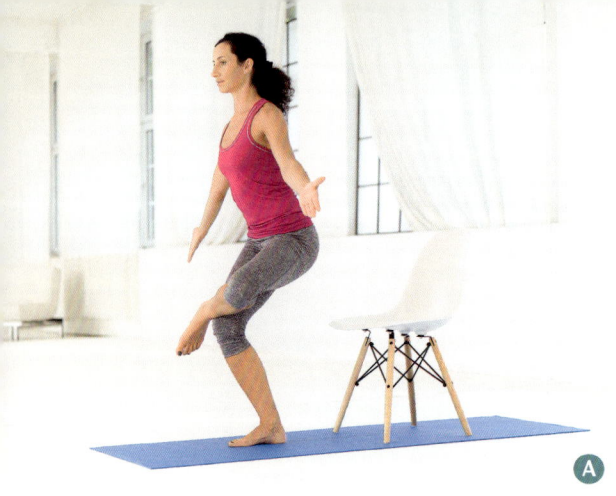

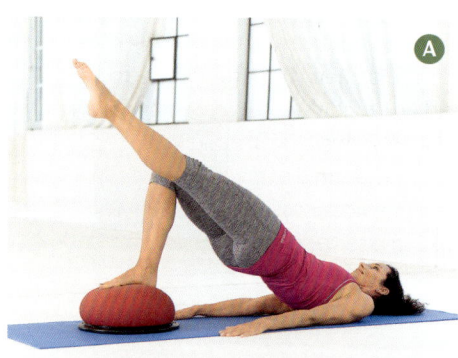

WACKELBRÜCKE

Du kannst diese Übung auch ohne Jumper machen.

....

1. Rückenlage. Die Wirbelsäule ist in NP. Die Knie sind angewinkelt. Die Füße stehen hüftbreit auf dem Jumper oder dem Boden, genau senkrecht unter den Knien, die Fußspitzen zeigen nach vorn. Die Arme liegen locker neben dem Körper. Das Powerhouse aktivieren.

2. Mit der Ausatmung das Becken anheben und den Rücken Wirbel für Wirbel hochrollen. Schulterblätter bleiben am Boden. Die Unterschenkel stehen nun senkrecht, Oberschenkel und Rumpf bilden eine abfallende Diagonale. Das Brustbein sinkt zwischen die Schulterblätter nach unten, diese tragen zusammen mit den Füßen das Gewicht.

3. Mit der Einatmung das linke Bein senkrecht lang zur Decke strecken. Mit der Ausatmung das gestreckte Bein absenken, bis die Oberschenkel wieder auf gleicher Höhe sind Ⓐ. 10–15 x

4. Kurz halten, dann das Bein abstellen und Wirbel für Wirbel in die Ausgangslage abrollen. Seitenwechsel.

EINBEIN-KNIEBEUGE

Funktioniert an Stuhl-, Sofa- oder Bettkanten oder am besten draußen an einer Parkbank.

....

1. Setz Dich aufrecht auf eine Sitzgelegenheit, die Wirbelsäule ist in NP, das Powerhouse ist aktiv. Die Arme hängen locker neben dem Körper. Die Knie sind 90° gebeugt, die Fußspitzen zeigen nach vorne. Lege nun den linken Fuß auf den rechten Oberschenkel.

2. Einatmen. Mit der Ausatmung aufstehen: Das rechte Knie ist möglichst gestreckt, die Arme können für bessere Balance seitlich ausgestreckt werden Ⓐ. Zur Intensivierung die Kniescheibe hochziehen und die Oberschenkelspannung verstärken. Powerhouse stabil halten!

3. Mit der Einatmung sehr langsam wieder hinsetzen, Hände bleiben dabei weg von der Sitzfläche. Seitenwechsel. **10–15 x pro Seite**

Tipp: Anfangs kannst Du das angewinkelte Bein zur Stabilisierung nach vorne ausstrecken und mit der Ferse leicht den Boden berühren.

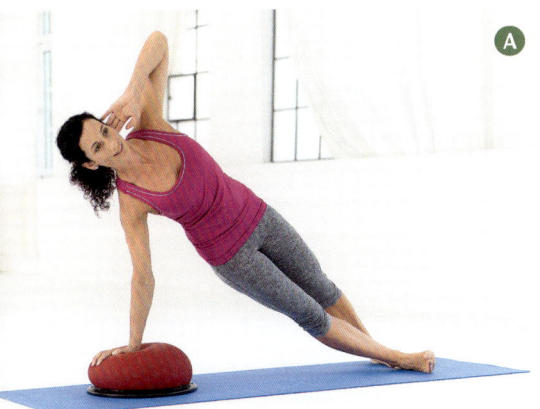

PUSH-UP +

Funktioniert auch an jeder Parkbank oder intensiviert auf dem Jumper.

1. Knie-Schrägstütz: Knie Dich hin, die Schienbeine und Fußrücken liegen gestreckt auf dem Boden auf. Die Arme sind gestreckt und stützen senkrecht auf beiden Händen schulterbreit auf dem Boden, einer Sitzfläche oder einem Jumper auf. Die Finger zeigen nach vorne, Oberschenkel, Becken und Wirbelsäule bilden eine diagonale Linie. Der Blick ist nach vorne gerichtet, die Schultern ziehen zum Hosenbund, das Powerhouse ist aktiviert **A**.

2. Mit der Einatmung beugen sich die Ellbogen eng an den Rippen nach hinten, Oberkörper und Kopf bleiben lang und sinken Richtung Boden. Mit der Ausatmung strecken sich die Arme zurück in den Schrägstütz. **10–15 x**

SEITSTÜTZ

Funktioniert auf einer Sitzfläche oder auch intensiviert auf dem Jumper.

1. Seitstütz: Der rechte Arm stützt sich gestreckt und senkrecht unter dem Schultergelenk auf einem Jumper oder einer Sitzfläche auf der Handfläche ab, die Fingerspitzen zeigen weg von der Schulter. Der Körper bildet eine gerade Diagonale, die Füße stehen gekreuzt zusammen, der rechte Fuß ist vorne. Die Wirbelsäule ist in NP, das Powerhouse ist aktiviert. Der linke Arm ist gebeugt hinter dem Kopf **A** oder an der Hüfte. **5–10 Atemzüge halten, dann Seitenwechsel**

Variante 1: Mit der Einatmung das Becken durch eine Seitbeuge so tief wie möglich senken, aber nicht absetzen, mit der Ausatmung so weit wie möglich heben. **10–15 x, dann Seitenwechsel**

Tipp: Pause, wenn der Nacken schmerzt!

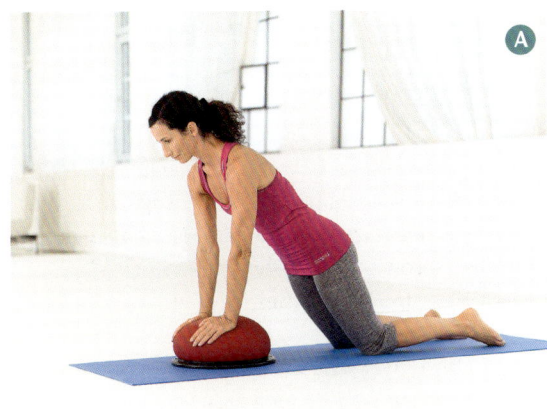

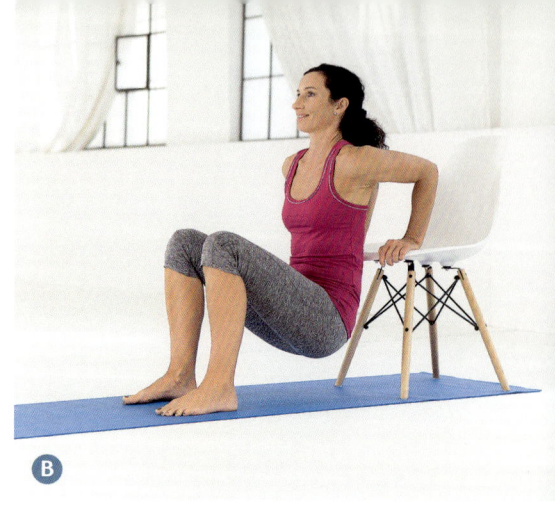

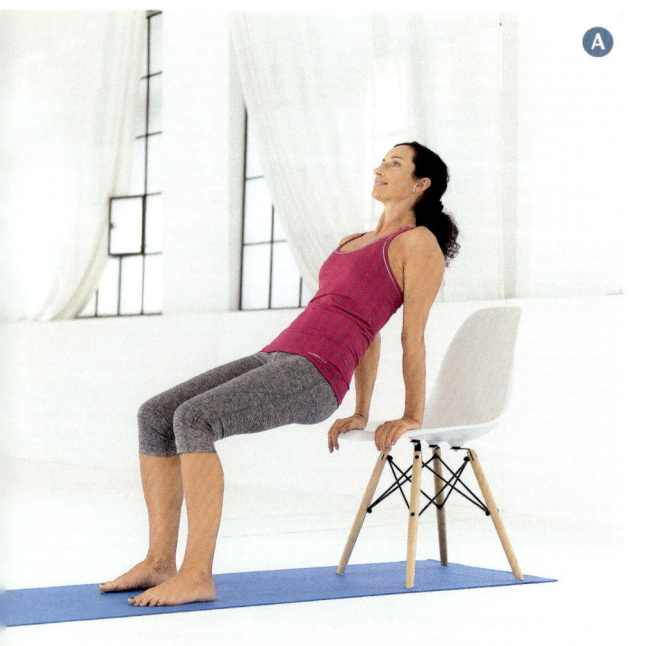

TRIZEPS-PUSH-UP

*Diese leichte Alternative zum Trizeps-
Kniestütz funktioniert an der Bettkante,
an einem Stuhl oder auch wunderbar
an der frischen Luft an einer Parkbank.*

....

1. Setz Dich aufrecht auf einen Stuhl oder
    Ähnliches. Die Wirbelsäule ist in NP, das
    Powerhouse aktiviert. Die Knie sind 90°
    gebeugt, die Füße stehen mit den Fuß-
    spitzen nach vorne hüftbreit geöffnet
    am Boden. Die Arme sind nah am Kör-
    per, die Hände sind eng neben dem Be-
    cken auf die Sitzfläche gestützt, Finger
    zeigen nach vorne.

2. Das Gesäß durch Druck der Handflä-
    chen auf den Sitz leicht anheben **A**.
    Mit der Einatmung die Ellbogen eng am
    Körper beugen und das Gesäß nah an
    der Sitzkante Richtung Boden sinken
    lassen, aber nicht absetzen **B**.
3. Mit der Ausatmung die Ellbogen stre-
    cken und das Gesäß wieder auf Höhe
    der Sitzfläche heben. Ohne Absetzen
    wiederholen. **10–15 x**

Tipp: Die Ellbogen bleiben konstant in der
Beugebewegung ganz nah am Körper, nicht
zur Seite ausweichen! Die Schultern immer
unten halten und einen eingezogenen
»Schildkrötenhals« vermeiden.

LIEGESTÜTZ MIT BEINHEBER

Diese Übung für starke Arme, Bauch und Beinrückseiten kannst Du mit dem Jumper noch intensivieren.

....

1. Aus der Bauchlage oder dem Kniestütz in die Liegestützposition kommen: Das Powerhouse ist aktiviert. Die Hände sind unter den Schultern am Boden oder auf dem Jumper aufgestützt, die Fingerspitzen zeigen nach vorn. Die Arme sind gestreckt und stehen senkrecht. Kopf, Hals, Rücken und die gestreckten Beine bilden eine flache Diagonale. Die Fußspitzen sind aufgestellt. Die Halswirbelsäule ist neutral und lang, die Schultern ziehen Richtung Hosenbund.
2. Mit der Ausatmung das linke Bein gestreckt anheben und lang aus dem Becken heraus nach hinten in die Verlängerung der Wirbelsäule ziehen, sodass Wirbelsäule und Bein eine Gerade parallel zum Boden bilden Ⓐ.
3. Mit der Einatmung Bein wieder senken.
   10–15 x, dann Seitenwechsel

Tipp: Becken und Rücken bleiben dabei völlig ruhig, das Brustbein schiebt nach oben zwischen die Schultern, die Schultern ziehen Richtung Hosenbund.

LIEGESTÜTZ MIT KNIEDREHER

Deine starke Mitte fordert die Faszien und formt Deinen Po.

....

1. Liegestützposition wie links.
2. Mit der Ausatmung das linke Knie diagonal unter dem Körper zum rechten Ellbogen ziehen Ⓐ.
3. Mit der Einatmung wieder zurück in den Liegestütz kommen.
   10–15 x, dann Seitenwechsel

Wichtig: Unbedingt das Powerhouse aktivieren. Handgelenke werden durch die stabilisierende Bauch- und Beckenbodenspannung entlastet.

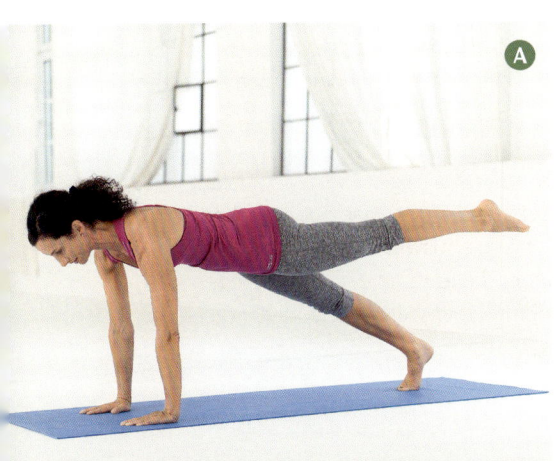

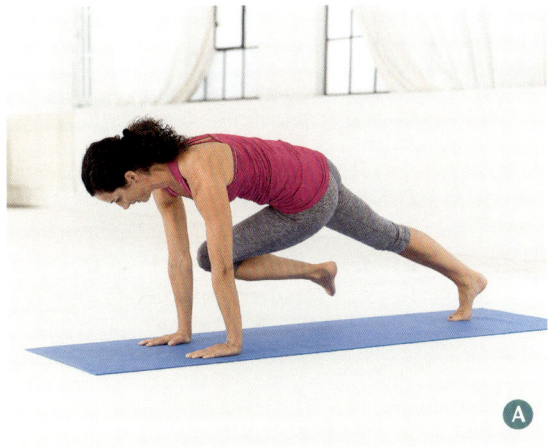

SEITSTÜTZ MIT TWIST

Diese Übung fördert intensiv Deine Arm-kraft und lässt Dich grazil und anmutig aussehen.

1. Seitstütz: Der rechte Arm ist gestreckt und senkrecht unter dem Schultergelenk am Boden aufgestützt, die Fingerspitzen zeigen weg von der Schulter nach außen. Das Powerhouse ist aktiviert, die Wirbel-säule in NP. Wirbelsäule und die gestreck-ten Beine bilden eine gerade Diagonale. Der Blick geht nach vorne. Die Füße ste-hen eng gekreuzt beieinander, der rechte Fuß ist vorn. Der linke Arm zeigt senk-recht zur Decke, die Handfläche zeigt nach vorne. Arme und Schultern bilden eine Senkrechte zum Boden.
2. Mit der Einatmung zieht der obere Arm leicht nach hinten, der Blick folgt in die Handfläche Ⓐ.
3. Mit der Ausatmung dreht der obere Arm unter der Stützschulter durch und schiebt sich dabei weit nach hinten. Der Ober-körper folgt der Armbewegung und ro-tiert nach innen, unten und hinten. Dabei

wird das Gesäß etwas nach oben zu ei-nem kleinen Spitzdach gehoben.
Der Arm führt die Bewegung an. Der Blick folgt der Hand Ⓑ. **3–5 x, dann Seitenwechsel**

Wichtig: Das Powerhouse sehr aktiv halten. Becken bleibt stabil, die Knie gestreckt, der Rücken lang.

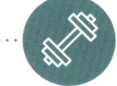

WENIGER IST MEHR

Die Übungen sauber und exakt auszuführen hat immer Vorrang vor möglichst hohen Wiederho-lungszahlen. Erst wenn die Bewegung sitzt, stei-gerst Du die Anzahl.
Gleiches gilt für Schwierigkeitsgrade: Zu Beginn immer die leichtere Variante wählen. Werden Übungen unkorrekt ausgeführt oder fehlt noch die nötige Kraft, steigt die Verletzungsgefahr!

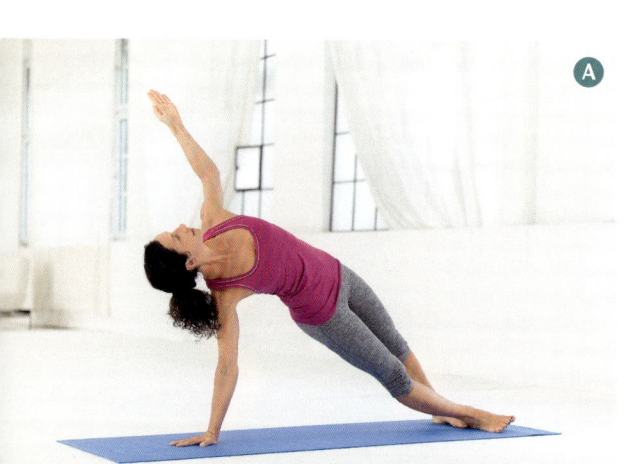

Ⓐ

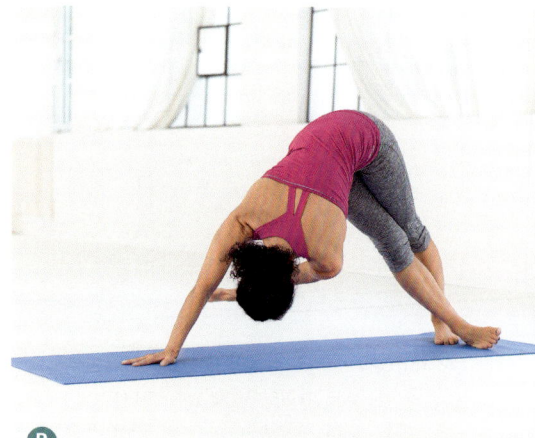

Ⓑ

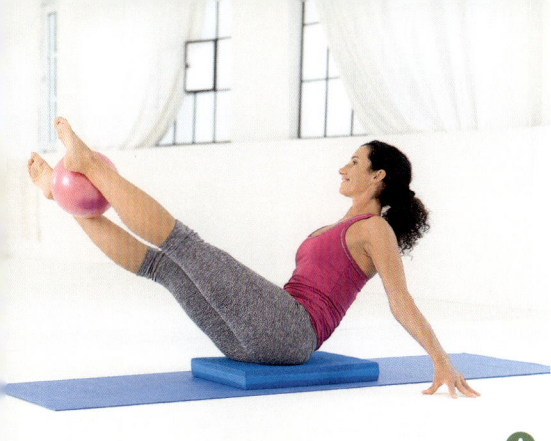

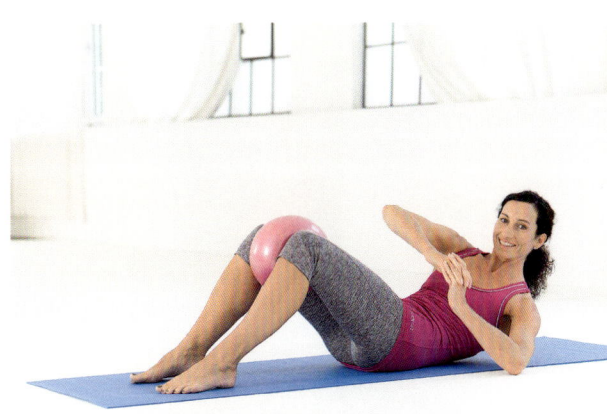

BEINHEBER IN BALANCE

Balancekissen und Redondoball intensivieren die Übung.

....

1. Aufrechter Sitz, ggf. auf einem Balancekissen. Die Wirbelsäule ist in NP, das Powerhouse ist aktiviert. Stütze Dich mit leicht ausgestellten gestreckten Armen nach hinten ab, die Finger zeigen nach außen. Die Knie sind 90° gebeugt, die Füße nebeneinander auf dem Boden aufgestellt. Klemm gegebenenfalls einen Ball zwischen die Fußknöchel. Heb die angewinkelten Beine an, bis Du nur noch auf den Sitzbeinhöckern sitzt.

Variante 1: Einatmen. Mit der Ausatmung die Knie durchstrecken. Die Füße sind ebenfalls gestreckt. Drück den Ball fest zusammen. Mit der Einatmung die Knie wieder beugen. **10–15 x**

Variante 2: Einatmen. Mit der Ausatmung die Beine wie in Variante 1 nach oben strecken und gleichzeitig nach rechts ziehen **A**. **5–10 x pro Seite**

GEDREHTE SIT-UPS +

Eine dynamische und den ganzen Körper fordernde Übung für die Bauchmuskulatur.

....

1. Setze Dich aufrecht hin, die Wirbelsäule ist in NP, das Powerhouse aktiviert. Die Knie sind 90° gebeugt und aufgestellt. Halt den Redondoball fest zwischen den Knien fest. Die Arme sind vor der Brust angewinkelt, die Hände liegen mit den Handflächen nach unten übereinander. Die Schultern ziehen zum Hosenbund.

2. Den Oberkörper leicht nach hinten neigen, aber nicht ablegen. Bauchspannung aktiv halten. Mit einer schnellen Stakkatoatmung schnell abwechselnd den linken und rechten Ellenbogen zum Boden drehen und kurzzeitig leicht den Boden berühren. Der Oberkörper rotiert mit **A**. **10–15 x pro Seite**

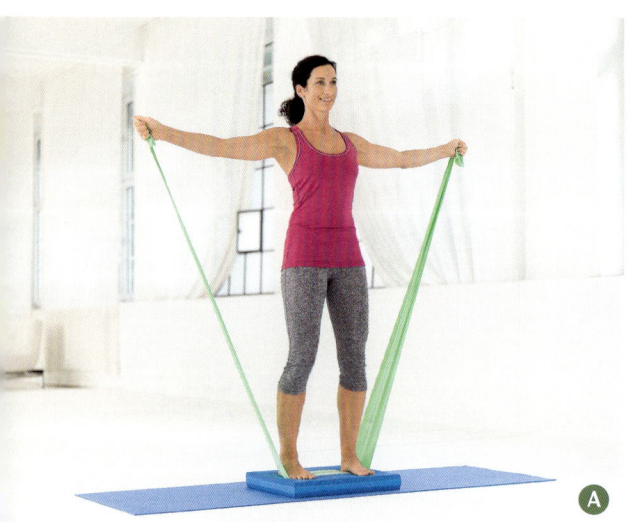

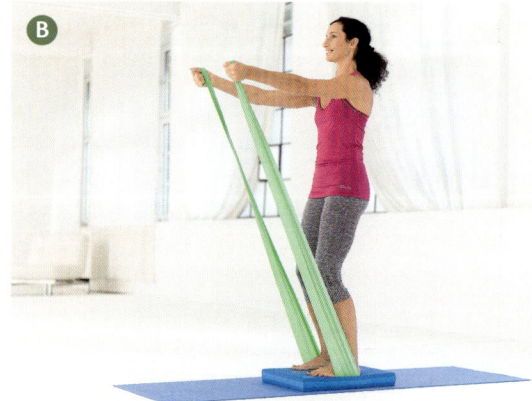

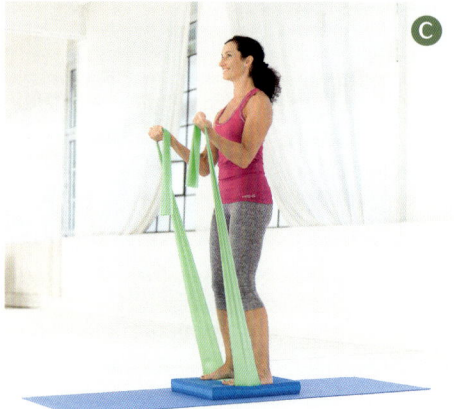

THERABAND–
ARMHEBER

Der Seitenheber stärkt den seitlichen, der Frontheber den vorderen Anteil der Schulter. Der Beuger trainiert den Bizeps.

1. Aufrechter, hüftbreiter Stand auf instabilem Untergrund, z.B. Balancekissen. Die Fußspitzen zeigen nach vorne. Die Knie sind leicht gebeugt, die Wirbelsäule ist in NP, das Powerhouse aktiviert. Du stehst auf dem Theraband, die gestreckten Arme halten die Bandenden neben dem Becken relativ kurz und straff.

Seitenheber: Mit der Einatmung Schultern und Arme sehr tief ziehen, mit der Ausatmung die Arme seitlich bis auf Schulterhöhe heben. Arme und Schultern bilden eine Linie **A**. Mit der nächsten Einatmung senken. **15–30x**

Frontheber: Mit der Einatmung Schultern und Arme sehr tief ziehen, mit der Ausatmung die Arme nach vorne auf Schulterhöhe heben und weit aus dem Schultergelenk herausziehen **B**. Mit der nächsten Einatmung wieder senken. **15–30x**

Beuger: Mit der Einatmung Schultern und Arme sehr tief ziehen, mit der Ausatmung die Ellbogen beugen, die Hände ziehen Richtung Schulter **C**. Mit der Einatmung lösen. **15–30x**

THERABAND-FLÜGEL-SCHLAG

Kräftigt besonders Brustmuskulatur und sorgt für ein schön straffes Dekolette in jedem Alter.

....

1. Befestige das Theraband an einer ca. 1,80 m hohen stabilen Halterung (Fenster- oder Türrahmen, Baum, Stange). Stell Dich mit dem Rücken zur Halterung aufrecht hin (siehe Schritt 1, S. 96). Greif die Bandenden mit gestreckten Händen neben dem Becken. Das Band sollte relativ kurz gehalten werden. Mit der Einatmung die Arme seitlich auf Schulterhöhe heben.
2. Mit der Ausatmung die gestreckten Arme auf Schulterhöhe vor dem Körper zusammenführen **A**. Mit der Einatmung wieder zu den Seiten öffnen. **15–30 x**

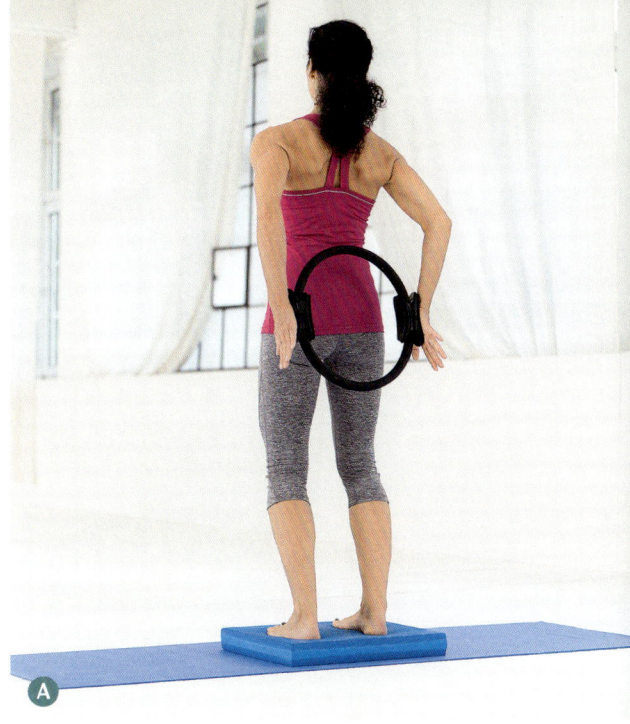

SCHULTERBLÄTTER-DRÜCKEN

Funktioniert mit einem Pilatesring, aber auch einem Ball oder einer festen Flasche. Hauptsache Druck.

....

1. Aufrechter Stand wie in 1. Seite 96. Den Pilatesring hinter dem Rücken in beide Hände nehmen.
2. Mit der Einatmung Schultern und die gestreckten Arme sehr tiefziehen, mit der Ausatmung kraftvoll den Ring zusammendrücken **A**, mit der Ausatmung lösen. **15–30 x**; gerne auch schneller drücken.

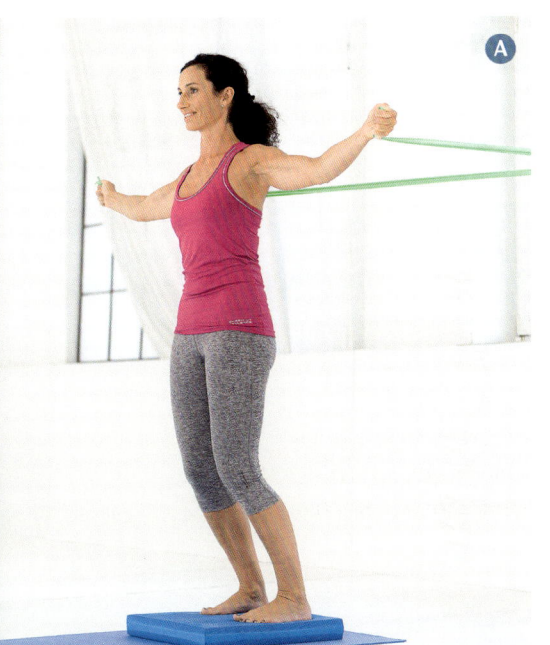

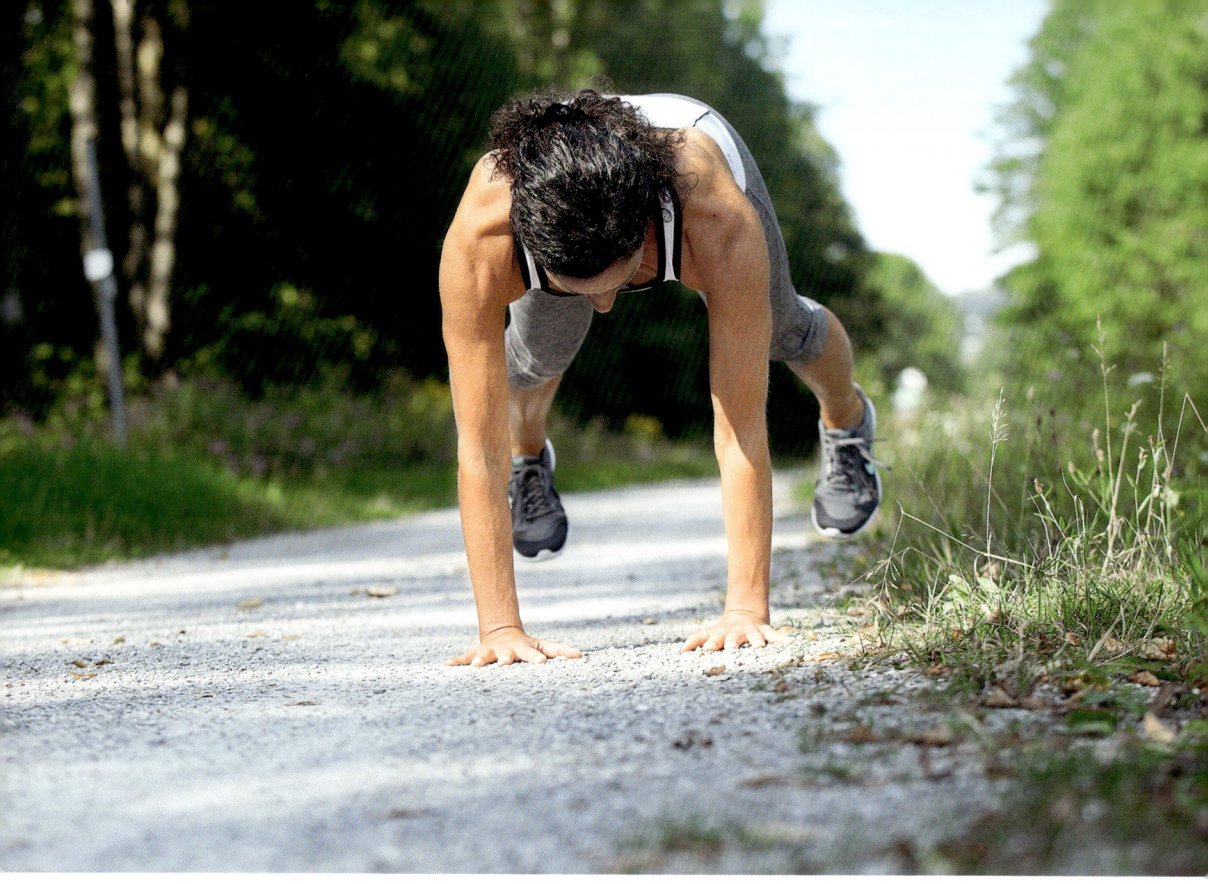

AUSDAUER
LANGSTRECKE LEBEN

....

Ob Deine Ausdauer auch im hohen Alter noch reicht, um Beruf
und Freizeit aktiv und eigenständig zu gestalten, kannst Du selbst maßgeblich
beeinflussen – ein regelmäßiges Ausdauertraining sorgt dafür, dass Dir
auf der »Langstrecke Leben« niemals die Puste ausgeht.

»Ich sollte mal wieder was für meine Kondition tun!« – Wer kennt ihn nicht, diesen schönen Satz. Mit zunehmendem Alter, so ist es leider, sinken Kraft und Ausdauer, das Lungenvolumen lässt nach. Doch es gibt auch gute Nachrichten: Man kann etwas dagegen tun. Und: Ausdauertraining kann Spaß machen, denn es gibt viel mehr Möglichkeiten, die Ausdauer zu trainieren, als nur die tägliche Joggingrunde.

FÜR POWER BIS INS HOHE ALTER

Wie schade wäre es, wenn Du eines Tages keinen Schwung mehr hättest, um Treppenstufen hochzusteigen, Wegstrecken gut zu Fuß zu erledigen oder auch einmal einen Ausflug in die Berge zu unternehmen, weil Dir, kurz gesagt, die »Luft wegbleibt«. Hier gilt es vorzusorgen, denn die Ausdauerfähigkeit zu trainieren ist kein Hexenwerk.

Abwechslung macht Laune – konstant und regelmäßig

Grundsätzlich gilt: Je abwechslungsreicher Du Deine Ausdauereinheiten wählst, umso höher ist sicherlich der Spaßfaktor. Langeweile ade! Gleiches gilt auch für die jeweilige Trainingsart. Finde heraus, was Dir wirklich Spaß macht. Dann ist lange sichergestellt, dass Du Dein Ausdauertraining auch wirklich konstant und regelmäßig absolvierst. Es gibt nichts Unangenehmeres, als sich selbst zu zwingen, eine Bewegungsart durchzuführen, die einem keinen Spaß macht. Wenn Du Dich hingegen aufs Training freust, wird es Dir leicht fallen, dranzubleiben.

Aerobes Training

Wer sich mit Ausdauertraining befasst, wird über kurz oder lang auf das Thema »aerobes – anerobes Training« stoßen. Um zu funktionieren, benötigen Deine Muskeln Energie. Beim aeroben Training werden die Muskeln ausreichend mit Sauerstoff versorgt, dies ist der Fall, solange Du mit niedriger bis mittlerer Intensität trainierst, zum Beispiel bei langsamen Dauerläufen oder schnellerem Laufen über kurze Strecken. Intensivierst Du die Anforderungen an deinen Körper, so überschreitest Du während des Trainings – wann genau, ist individuell unterschiedlich – die sogenannte anaerobe Schwelle. Ab diesem Zeitpunkt reicht die Sauerstoffzufuhr für die Energiegewinnung im Muskel nicht mehr aus, Dein Körper nutzt nun den im Muskelgewebe gespeicherten Zucker (Glukose). Als Nebenprodukt entsteht Laktat. Das Resultat – auf Dauer »übersäuert« Dein Körper. Er ermüdet, die Muskeln schmerzen, die Atmung fällt schwer.

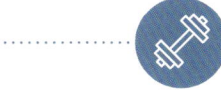

DIE EFFEKTIVSTEN AUSDAUERSPORTARTEN

Von Nordic Walking bis Reiten – sei neugierig und probier einfach mal etwas anderes aus. All diese Sportarten steigern die Ausdauer. Du wirst sehen, wenn es Dir Spaß macht, dann »läuft« es fast von alleine. Außer klassischem Lauftraining bieten sich an: Nordic Walking, Walking, Inlineskating, Rudern, Wandern, Radfahren, Mountainbiken, Langlaufen, Skitourengehen, Crosstrainer, Schwimmen, Aquajogging, Reiten.

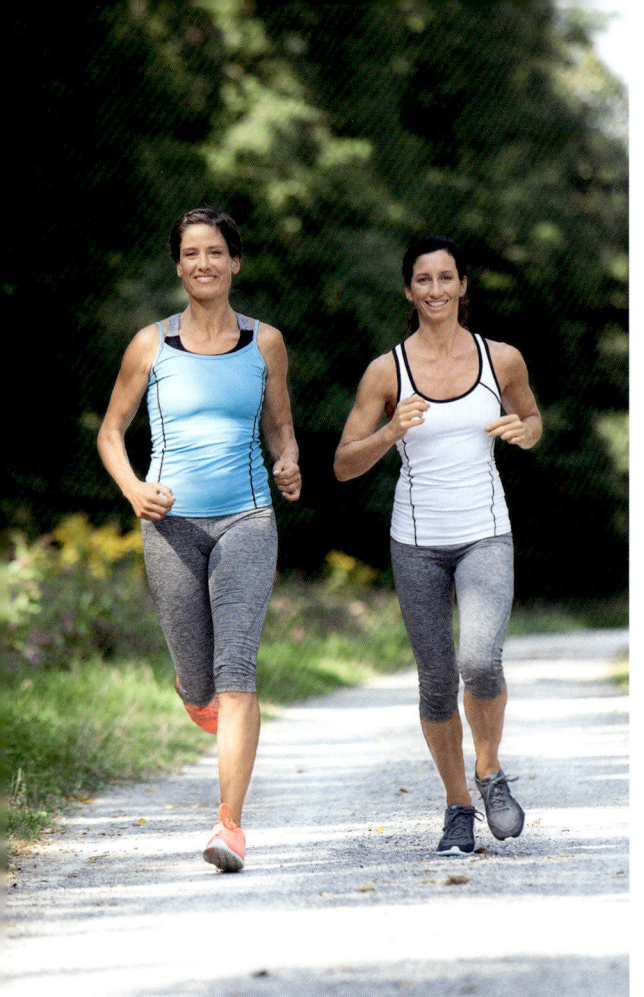

Ausdauersport – mit einer guten Freundin macht es gleich doppelt so viel Spaß.

Prädikat besonders wertvoll: Ausdauertraining im Wasser

Besonders empfehlenswerte Varianten des Ausdauertrainings sind Schwimmen und Aquafitness. Der natürliche Auftrieb des Wassers ermöglicht eine gelenk- und bänderschonende Alternative zum normalen Training an Land. Das Risiko einer Überbelastung und daraus resultierender Verletzungen ist entsprechend gering. Die Massagewirkung des Wassers fördert die Durchblutung der Haut, Deines Bindegewebes und auch der Muskulatur und trägt somit zur Entschlackung bei – das ist nicht nur gut für die Gesundheit, sondern sorgt auch für ein jugendlich-frisches Aussehen. Ob Schwimmen oder Wassergymnastik, neudeutsch Aquafitness – beides sind optimale Ganzkörpertrainings, mit denen Du einfach und sanft Deine Ausdauer steigern kannst.

CHECK-UP VOR DEM TRAINING

Sollten bei Dir körperliche Einschränkungen oder gesundheitliche Probleme bzw. Dysbalancen vorhanden sein, so ist es ratsam, vor dem Trainingsstart einen Arzt aufzusuchen und einen Check-up machen zu lassen. Das mögliche Untersuchungsspektrum reicht vom Belastungstest auf Fahrrad- oder Laufbandergometer bis zum Lungenfunktionstest – ob und in welchem Maße eine solche (teils kostenpflichtige) Untersuchung nötig bzw. sinnvoll ist, besprichst Du am besten mit Deinem Hausarzt.

Um Deine Grundlagenausdauer zu verbessern, trainiere am besten und hauptsächlich im aeroben Bereich. Erst wenn diese Grundausdauer gefestigt ist, ist es sinnvoll, mit intensiveren (anaeroben) Trainingseinheiten zu beginnen. Das ist allerdings kein Muss, ein moderates Ausdauertraining reicht für Deine Anti-Aging-Vorsorge vollauf. Hauptsache, Du bewegst Dich. Auch ein straffer Spaziergang tut gut und hebt die Laune.

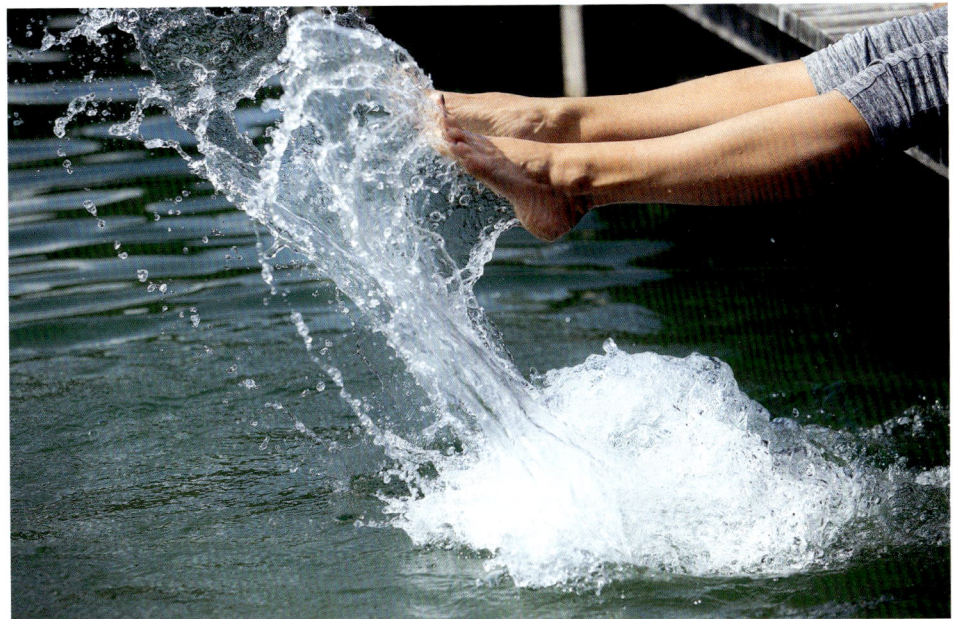

Gönn Dir öfter eine Trainingseinheit im Wasser.

Gemeinsam schwitzen

Wenn Du noch ein Argument brauchst, um Dich zum regelmäßigen Ausdauertraining zu motivieren, dann hilft vielleicht folgender Anreiz: Die meisten Ausdauersportarten lassen sich wunderbar zu zweit oder in der Gruppe ausführen – warum also nicht mit Freunden, Kollegen oder Nachbarn einen wöchentlichen Lauf- oder Schwimmtreff vereinbaren, um gemeinsam zu trainieren? In der Gruppe könnt ihr euch nämlich gut gegenseitig motivieren, wenn z. B. eine von euch mal besonders mit dem inneren Schweinehund zu kämpfen hat. Wenn ihr das Tempo so wählt, dass ihr euch nebenbei noch unterhalten könnt, ist auch sichergestellt, dass ihr im aeroben Bereich trainiert.

Trainingsempfehlung

1. Häufigkeit & Frequenz
2–3 x pro Woche 30–45 Minuten im aeroben Bereich

2. Ausdauerübungen
Bei den im Folgenden beschriebenen Ausdauerübungen empfehle ich Dir, für jede Trainingseinheit 3–4 Übungen herauszusuchen und diese im Intervall nacheinander durchzuführen.

Variante 1: Du absolvierst so viele Wiederholungen der ersten Übung, wie Du kannst, also bis dir tatsächlich nahezu die Luft wegbleibt. Anschließend die 2., 3., 4. Übung nach dem gleichen Prinzip, 2–3 Durchgänge.

Variante 2: Nimm Dir eine bestimmte Zeit vor, z. B. 1 oder 3 Minuten, und führe in dieser Zeitspanne so viele Wiederholungen pro Übung durch, wie Du schaffst. Stoppe dabei am besten die Zeit mit einer Uhr und zähle für Dich mit, wie viele Wiederholungen Du schaffst. So behältst Du Deine Fortschritte im Blick.

Variante 3: Bei einer manuellen Ausdauerleistung, also einer gleichbleibenden Belastung, Intensität und Herzfrequenz wie z. B. beim Lauftraining, Walken oder Biken nimmst Du Dir eine feste Zeiteinheit vor – mindestens 45 Minuten.

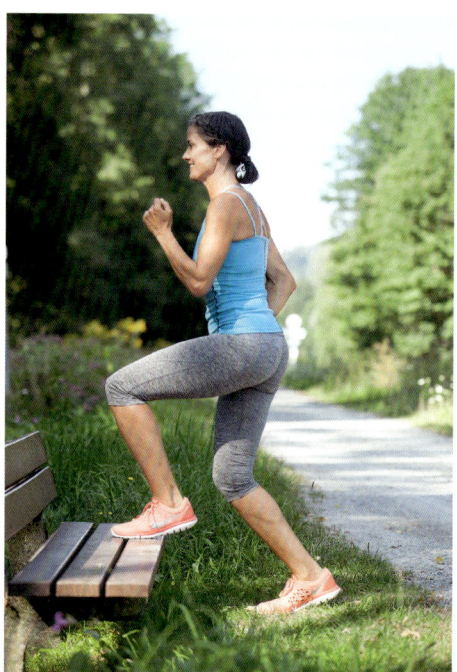

Rundum fit und gesund – Ausdauertraining bringt Dich ins Gleichgewicht.

Richtig einsteigen

Setz Dir klare und erreichbare Ziele. So wirst Du viel leichter durchhalten. Wenn Du 2 x pro Woche ein leichtes Training umsetzen kannst, ist das Deine richtige Dosis. Es motiviert deutlich mehr, als an einem Trainingsplan mit zu hohen Frequenzen zu scheitern. Wenn Du eine völlige Neueinsteigerin bist und noch gar keine Erfahrung im Ausdauertraining hast, empfiehlt es sich, mit einer Art Intervalltraining zu starten. Übe dazu beispielweise zuerst 5 Minuten sehr intensiv – anschließend 5 Minuten sehr sanft usw., bis Du Deine Zeit von 30, 45 oder 60 Minuten voll hast. So kannst Du Deine Leistungsfähigkeit gut steigern, indem Du die intensiven Belastungen mit der Zeit erhöhst und die ruhigeren Phasen verkürzt, bis Du komplett Deine vorgenommene Zeit am Stück durchhalten kannst.

Ruhepausen und Erholungszeiten

Du brauchst eine Ruhephase nach Deinem Training. Die wirklichen Fortschritte macht Dein Körper, während Du »ruhst«. Hier regeneriert er sich und stellt Energie für die nächste Einheit bereit. Das heißt allerdings nicht: direkt nach dem Dauerlauf »nichts tun«, Füße hoch und auf die Couch. Am besten fängt die Ruhe- und Regenerationsphase mit einem bis zu 20-minütigen Cooldown oder einem lockeren Auslaufen in sehr niedriger Herzfrequenz an. Hängst Du an Dein lockeres Auslaufen noch eine kleine Krafteinheit mit 4–8 Übungen dran, beispielsweise an einer Parkbank, freut sich auch Dein funktioneller Muskeltonus. Oder Du verwöhnst Deinen Geist mit einer Atemübung oder einer Meditation in der Natur.

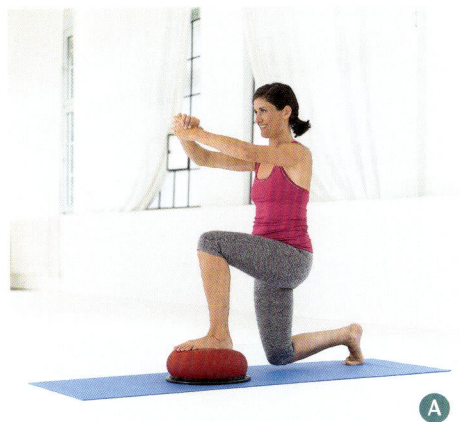

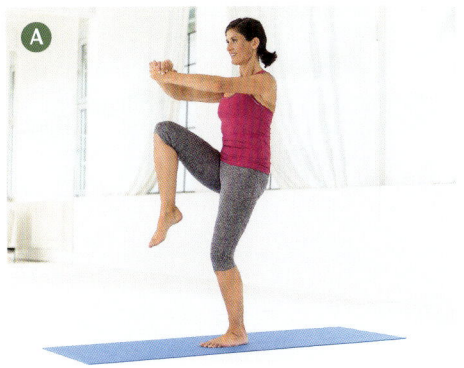

A

STUFEN-HOPSER

Diese Übung kannst Du auf dem Jumper, aber auch im Park an einer Stufe oder niedrigen Bank in Dein Konditionstraining einbauen.

1. Aufrechter hüftbreiter Stand vor einer Stufe oder dem Jumper. Die Wirbelsäule ist in NP, Schultern ziehen zum Hosenbund. Das Powerhouse ist aktiv, die Arme hängen entspannt an den Seiten.
2. Mit dem rechten und linken Bein im Wechsel schnelle Sprünge auf die Stufe absolvieren: Mit beiden Beinen hochspringen. Ein Bein landet auf dem Jumper, das andere auf dem Boden. Beim Landen die Knie beugen **A**. Das federt ab und gibt Schwung für den nächsten Sprung mit Beinwechsel.
   Mindestens 15–30 x

Wichtig: Dynamik aufbauen und dabei die Bauchspannung und den Beckenboden aktiv halten. Fließend atmen.

KNIESPRÜNGE

Gut für die Kondition, die Beinkraft und die Faszienspannung.

1. Aufrechter, hüftbreiter Stand. Die Wirbelsäule ist in NP, Schultern ziehen zum Hosenbund. Das Powerhouse ist aktiv. Die Arme sind auf Schulterhöhe angehoben und angewinkelt, die Hände sind verschränkt.
2. Mit kleinen Sprüngen ziehen die Knie im Wechsel **A** **B** zur Brust hoch.
   1–3 Durchgänge à 1–3 Minuten

Wichtig: Die Knie und die Fußgelenke in den Sprüngen weich abfedern.

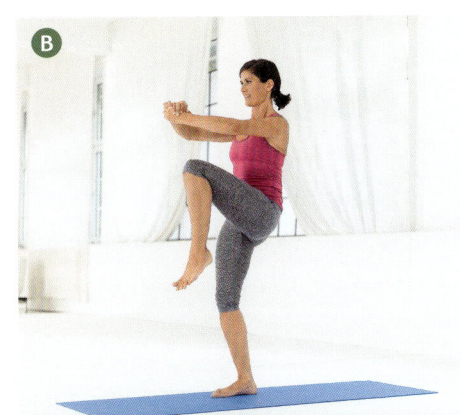

HAMPELMANN

Steigert die Kondition und sorgt durch die ausladende Armbewegung für Flexibilität und Mobilisation im Schultergürtel.

....

1. Aufrechter, hüftbreiter Stand. Die Wirbelsäule ist in NP, Schultern ziehen zum Hosenbund. Das Powerhouse ist aktiv, die Arme hängen entspannt an den Seiten. Die Übung bei möglichst hohem Tempo, aber mit gleichmäßig fließender Atmung ausführen.
2. Kraftvoll und dynamisch hoch- und gleichzeitig in die Grätsche springen, die Arme gehen dabei gestreckt und schwungvoll mit viel Kraft über die Seite nach oben über den Kopf **A**. Die Hände klatschen am höchsten Punkt zusammen und Du landest im Grätschstand.

3. Mit dem nächsten Sprung die Beine wieder schließen. Beine springen wieder zur Mitte geschlossen zusammen. Die gestreckten Arme gehen vom Kopf über die Seiten wieder zurück neben den Körper **B**. 15–30 x

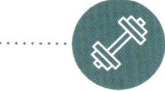

EILE MIT WEILE

Beim Springen auf die Gelenke achten, die Knie weich abfedern. Auf die Aktivierung des Powerhouse achten. Auch dynamische Übungen müssen sorgfältig ausgeführt werden, gehe lieber am Anfang runter vom Gas.

....

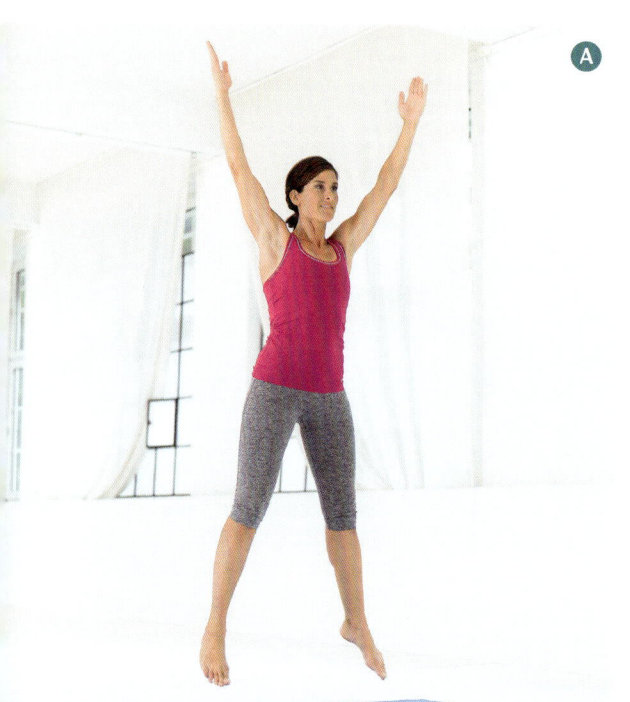

A

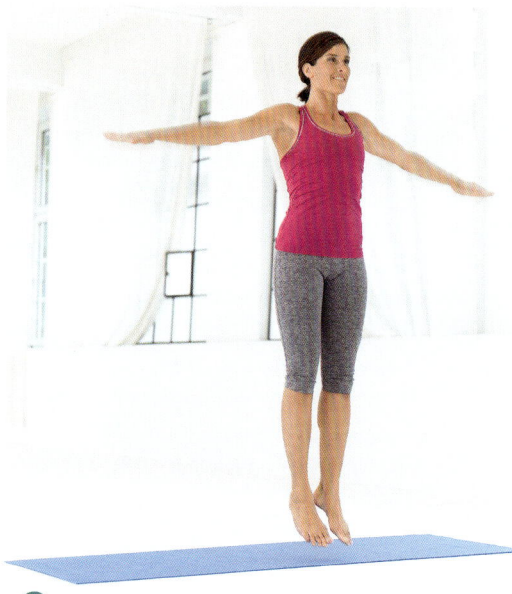

B

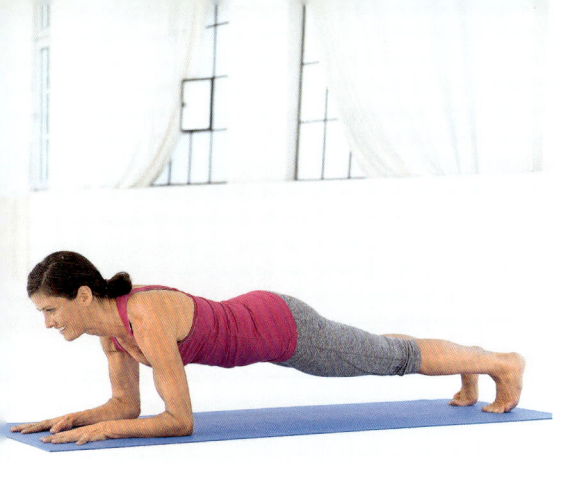

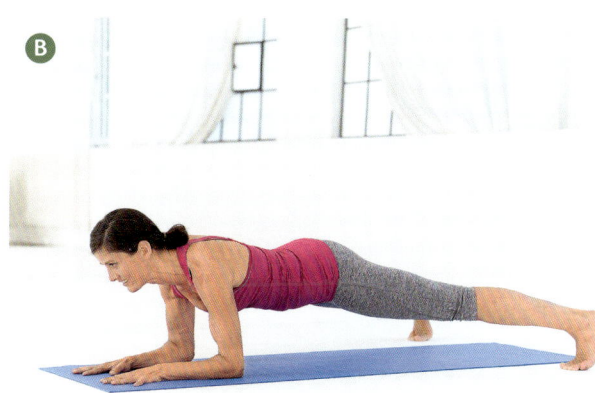

FRONTSTÜTZ-GRÄTSCHSPRUNG

Fordert intensiv Deine Kraft-Ausdauer mit Spaß und Power.

....

1. Ellenbogenstütz: Stütz Dich mit den Unterarmen so auf dem Boden auf, dass die Ellbogen senkrecht unter den Schultergelenken stehen. Die Unterarme und Fingerspitzen zeigen nach vorne. Die Beine sind gestreckt und geschlossen, die Fußspitzen sind nebeneinander aufgestellt. Beine, Wirbelsäule und Kopf bilden eine Linie **A**. Die Wirbelsäule ist in NP, das Powerhouse ist aktiviert. Die Übung mit gleichmäßig fließender Atmung ausführen.
2. Spring mit beiden Beinen kraftvoll auseinander in die Grätsche und lande dabei stabil auf den Fußspitzen. Das Powerhouse bleibt aktiviert, der Körper in einer Linie: Der Po geht beim Absprung also nicht nach oben **B**.

3. Spring wieder mit den Füßen zusammen und lande wieder geschlossen im Ellbogenstütz **A**. **15–30x**

Wichtig: Eine »hängende Brustwirbelsäule« unbedingt vermeiden! Powerhouse aktiv halten, das Brustbein bleibt konstant nach oben zwischen die Schulterblätter gehoben.

.... 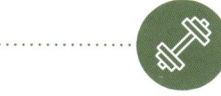 ....

AUSDAUER STICHT

Es kommt beim Konditionstraining nicht allein aufs Tempo an, sondern vor allem auf die Ausdauer. Bau ein Tempo auf, das Dich ins Schwitzen bringt, aber nicht überfordert, sodass Du es eine gewisse Zeit oder eine bestimmte Anzahl an Sprüngen durchhalten kannst. Fang langsam und moderat an, dann hältst Du Dein Training gut durch und steigerst Deine Kondition effektiv.

....

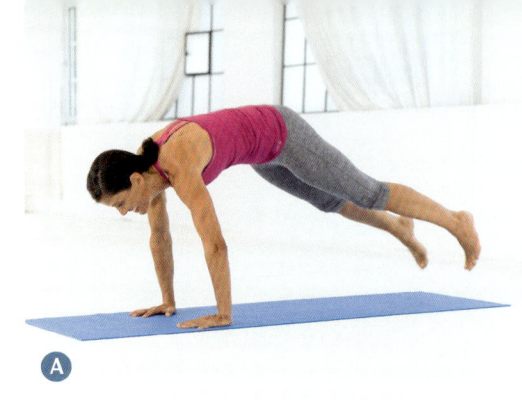

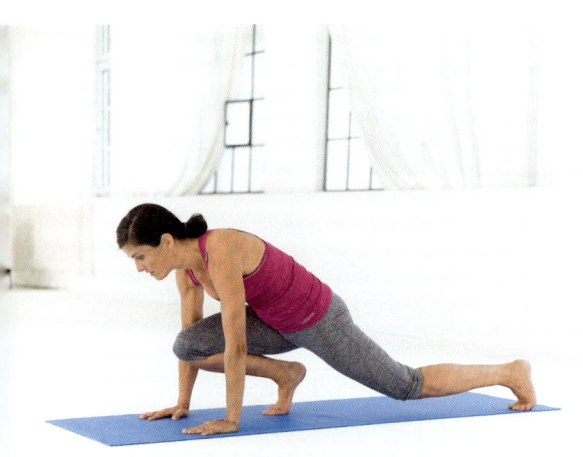

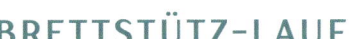

HOCK-STRECK-SPRUNG

Fordert die Koordination und die schräge Bauchmuskulatur.

....

1. Hockposition: Geh in eine tiefe Hocke, die Füße stehen geschlossen, das Gewicht ist auf den Ballen. Die Arme stehen jetzt schon eng am Körper neben den Füßen am Boden, die Finger zeigen nach vorne. Die Wirbelsäule ist in NP, das Powerhouse aktiviert.
2. Mit der Einatmung springst Du mit den Füßen nach hinten und streckst Deinen Körper in der Flugphase, sodass Du in der geschlossenen Brettposition landest: Die gestreckten Arme stehen senkrecht unter den Schultern. Kopf, Schultergürtel, Gesäß, Knie und Fersen bilden eine Diagonale 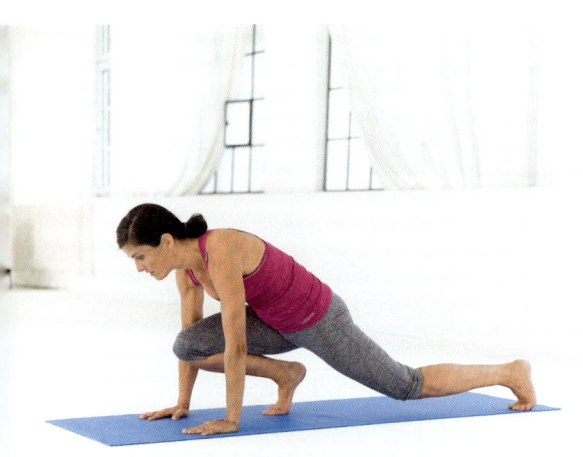. Du landest auf den Fußspitzen. Mit der Ausatmung Sprung zurück nach vorne in die Hockposition.
3. Mit der nächsten Einatmung in die aufrechte Position springen, die Arme gehen dabei gestreckt über den Kopf. Mit der Ausatmung wieder in der Hockposition landen. **5–10x**

Wichtig: Körperspannung halten. Bei Gelenkbeschwerden weniger intensiv springen und bei Schmerzen sofort stoppen.

BRETTSTÜTZ-LAUF

Puscht die Ausdauer und fördert zugleich Deine Stabilität.

....

1. Die gestreckten Arme sind unter den Schultergelenken auf den Handflächen abgestützt, die Finger zeigen nach vorne. Die Beine sind gestreckt und geschlossen, die Füße aufgestellt. Kopf, Nacken, Schultergürtel, Gesäß, Knie und Fersen bilden eine diagonale Linie. Die Wirbelsäule ist in NP, das Powerhouse aktiviert.
2. Die Knie ziehen im schnellen Tempo abwechselnd rechts und links nach vorne Richtung Brust, je schneller das Tempo, desto weniger stehen die Beine am Boden. **15–30x**

Wichtig: Der Oberkörper bleibt sehr ruhig, das Powerhouse aktiv. Finde Dein Ausdauertempo und halte es.

STEHSCHWIMMER

Das »Trockenschwimmen« fordert eine stabile Mitte und die Schnellkraft der Arme.

....

1. Aufrechter, hüftbreiter Stand. Die Arme liegen eng an den Seiten. Die Knie sind so weit es geht gestreckt, die Oberschenkel angespannt. Die Wirbelsäule ist in NP, das Powerhouse aktiviert. Neige nun den geraden Oberkörper nach vorne, bis er parallel zum Boden ausgerichtet ist. Gleichzeitig beugst Du die Arme maximal, die Ellbogen liegen eng am Körper an, die gestreckten Hände gehen hoch zu den Schultern und zeigen nach vorne **A**.
2. Fließend atmen! Schieb die Hände kraftvoll in schnellem Tempo nach vorne vor den Kopf, bis die Arme lang gestreckt sind, und ziehe sofort die Ellenbogen wieder zurück neben die Rippen. Die Ellenbogen beugen sich dabei wieder maximal. Es bewegen sich nur die Arme. **15–30 x**

Wichtig: Oberkörper und Rücken sind lang und gestreckt. Der Hals ist lang, der Blick geht zum Boden.

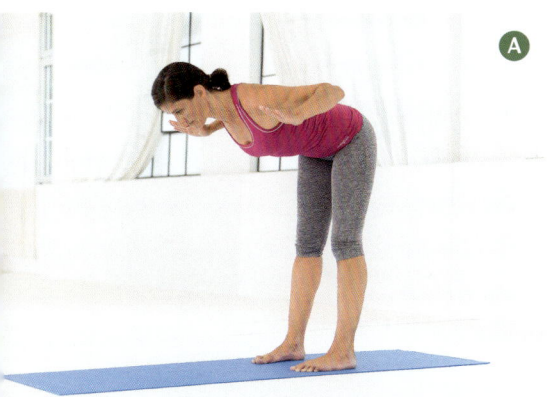

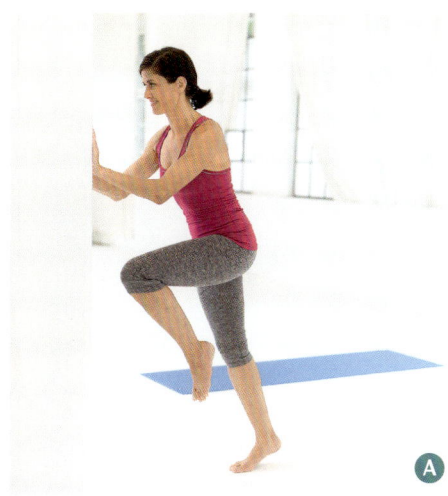

WAND-LAUF

Eine einfachere Variante des Brettstütz-Laufes von Seite 106.

....

1. Die leicht angewinkelten Arme sind auf Schulterhöhe mit den Handflächen an einer Wand abgestützt, die Finger zeigen nach oben. Die Beine sind gestreckt und stehen so weit weg von der Wand, dass Dein Körper eine diagonale Linie bildet. Die Füße sind hüftbreit nebeneinander auf den Ballen aufgestellt. Kopf, Nacken, Schultergürtel, Gesäß, Knie und Fersen bilden eine diagonale Linie. Die Wirbelsäule ist in NP, das Powerhouse aktiviert.
2. Die Knie ziehen im schnellen Tempo abwechselnd rechts und links nach oben Richtung Brust **A**, je schneller das Tempo, desto weniger stehen die Beine am Boden. **15–30 x**

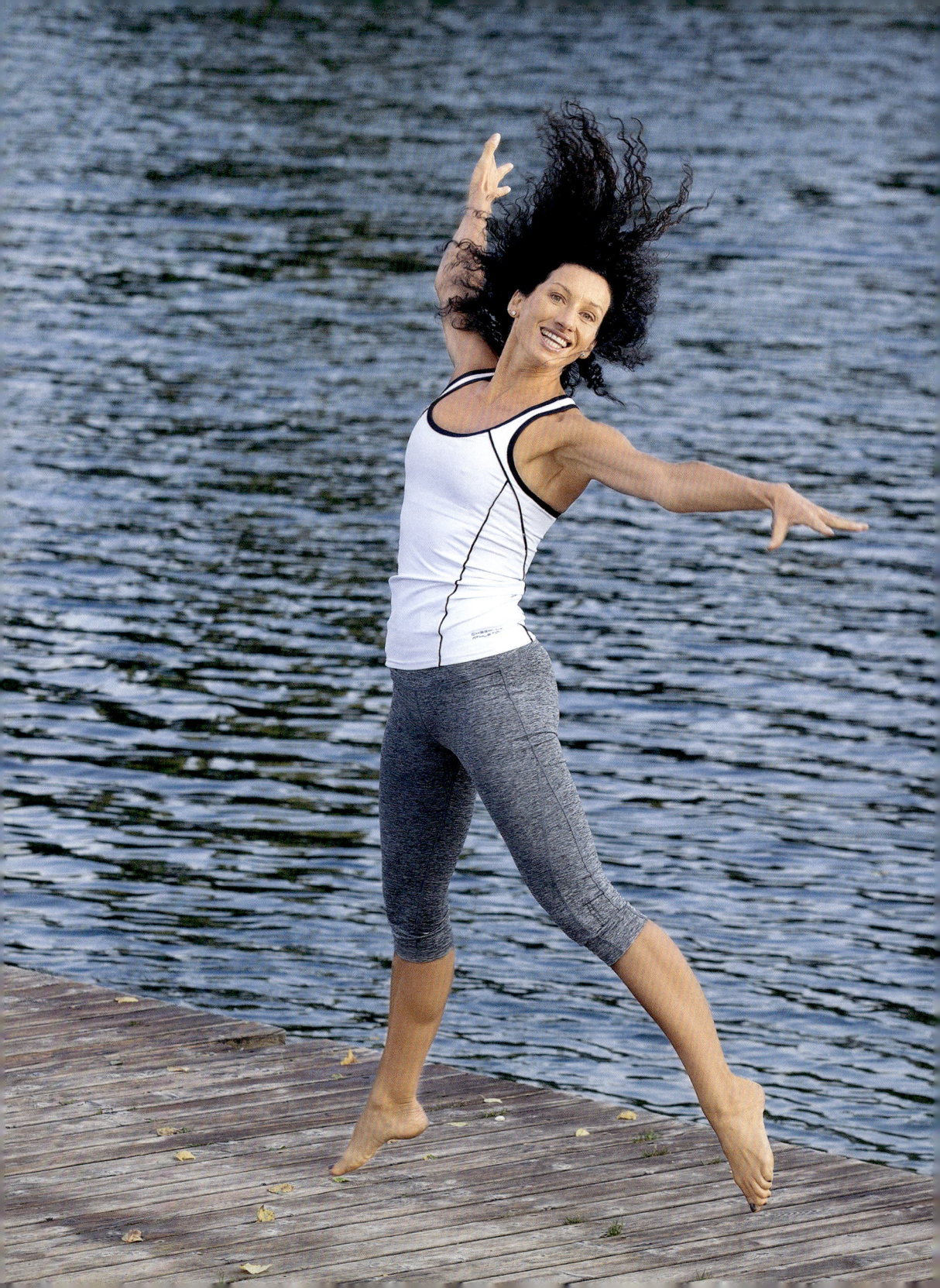

TRAININGS-
PLÄNE

....

Bewegung ist Leben! Jede noch so kleine
Bewegungseinheit schenkt Dir Vitalität
und gute Laune. Wichtig ist, dass Du auf
Dein Bauchgefühl hörst und Deinen
individuellen Trainingsplan herausfindest.
In diesem Kapitel möchte ich Dir
passende Bausteine für Deine Young
Balance anbieten. Bleib jugendlich –
bleib in Bewegung!

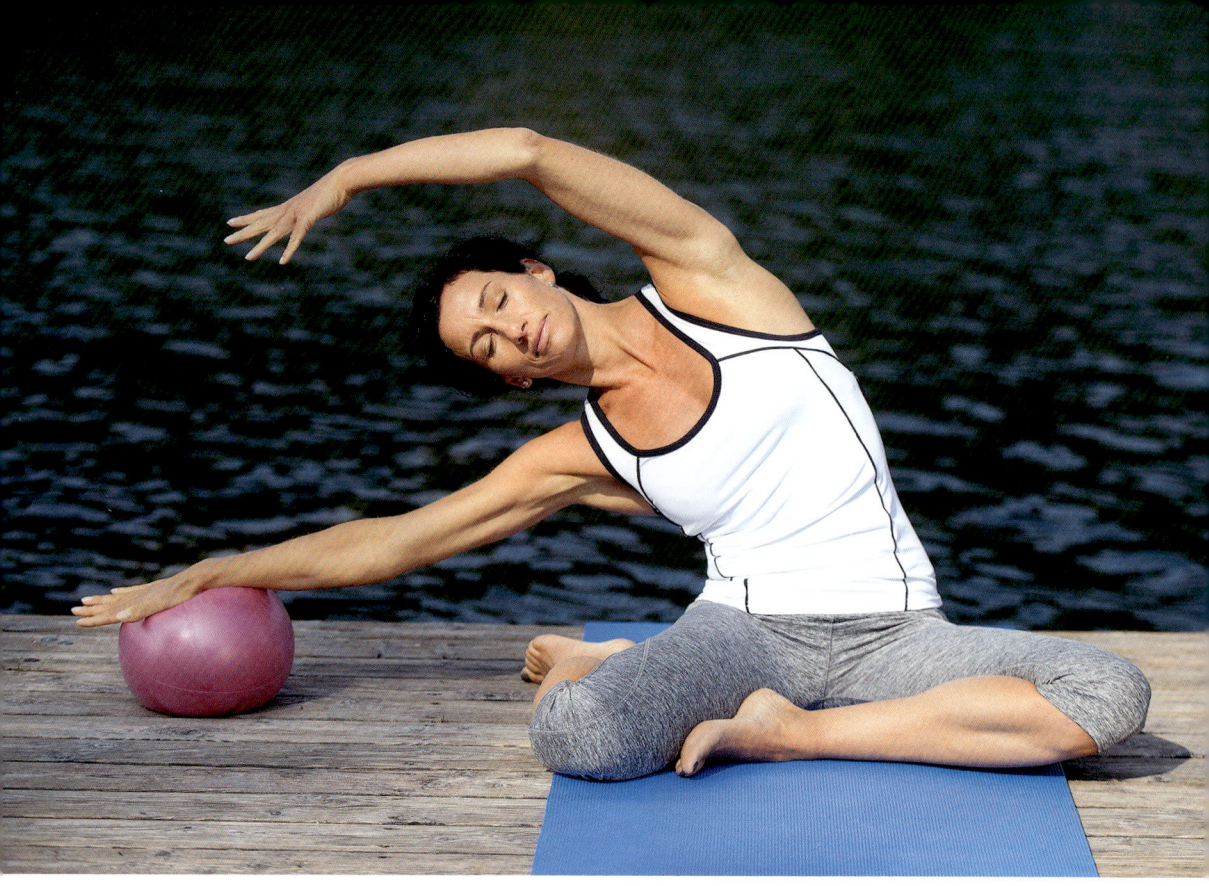

PROGRAMME
FÜR DICH

....

Auf den nächsten Seiten findest Du kurze Trainingsprogramme für Deine
YOUNG Balance. Nimm Dir 20–30 Minuten Zeit und such Dir das aus,
was Dich für den jeweiligen Tag anspricht. Du kannst die Einheit verlängern
oder verkürzen, indem Du die Wiederholungszahl veränderst. Für Eilige,
Einsteiger oder einfach zwischendurch gibt es die Quickies. Außerdem habe
ich Dir ein 4-Wochen-Programm zusammengestellt.

BALANCE QUICKIES

Aktive Bewegungs- und Entspannungspausen: Kurze, schnelle aktive Bewe-
gungspause und Einspannungs-Quickies lassen sich zwischendurch schnell im
Alltag und in Alltagsklamotten durchführen. Wenn Du nur für eine Übung oder
eine kurze Runde Zeit hast, macht nichts – ist besser als nichts!

Drück Dich frei!

3 Minuten Fußsohle triggern mit Ball
(Seite 64)
1 Minute Türstocktrigger für die Brust
(Seite 65)
3 Minuten Maus-Arm-Vorbeuger (Seite 83)

Bleib beweglich!

1 Minute stehende Vorbeuge (Seite 73)
1 Minute pro Seite stehende Seitneige
(Seite 73)
1 Minute stehende Brustdehnung (Seite 81)
3 Minuten pro Seite Maus-Arm-Vorbeuger
(Seite 83)

Beleb Dich!

2 Minuten Hampelmann (Seite 104)
1 Minute Kniesprünge (Seite 103)
2 Minuten Stufen-Hopser (Seite 103)
1 Minute Frontstütz-Grätschsprung
(Seite 105)

Power pur Life!

3 x 15 Trizeps-Push-Up (Seite 92)
1 x 30 Schulterblätter-Drücken (Seite 97)
3 x 15 Theraband-Armheber-Varianten
(Seite 96)
10 x pro Seite Beinheber in Balance
(Seite 95)
1–3 Minuten Brettstütz (Seite 56)

Atme Dich schön!

Atmen tun wir doch eh immer? Auf die Qualität kommt es an: Nimm Dir regelmäßig
und mehrmals täglich Zeit, um bewusst zu
atmen – am besten in der Natur. Bewusste,
kraftvolle Einatemzüge, entspannte, fließende Ausatemzüge!

**BLEIB IN BALANCE
MIT AKTIVEN
PAUSEN!**

STARKE MITTE

*Dein Übungsprogramm für eine feste und starke Körpermitte,
eine schlanke Taille, einen kräftigen und stabilen Rücken, viel Kraft in Deinem
Bauch sowie einen aktiven, gut funktionierendem Beckenboden.
Tiefenmuskulatur und Atmung sind hier besonders wichtig. Deine starke
Körpermitte gibt Dir Halt. Im Sport, aber auch in Deinem Leben.
Arbeite hier sehr fließend.*

Warm Up:
Starte das Programm immer mit dem »Powerhouse-Warm Up« als Aufwärmung (Seite 50).

Hauptteil:
1 Beckenschaukel (Seite 51)
2 Knieheber (Seite 52)
3 Kniekreise (Seite 53)
4 Sit-Ups + (Seite 59)
5 Korkenzieher (Seite 54)
6 Ganzkörper-Heber (Seite 58)
7 Bodenschwimmerin (Seite 54)
8 Bananenneigung (Seite 55)

Bleib beweglich
9 Körbchen (Seite 78)
10 Kätzchen-Dehnung (Seite 80)
11 Liegende Brustdehnung (Seite 82)
12 Gesäß triggern (Seite 64)

Dauer: 15–20 Minuten

NICHT NUR REDEN, SONDERN MACHEN!

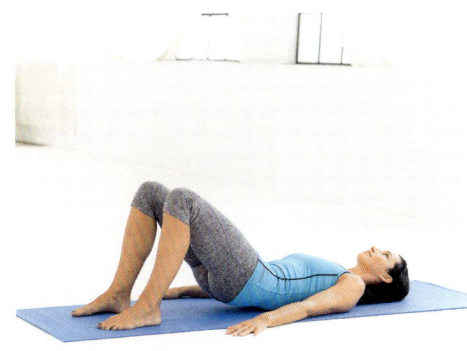

1 1–3 Minuten

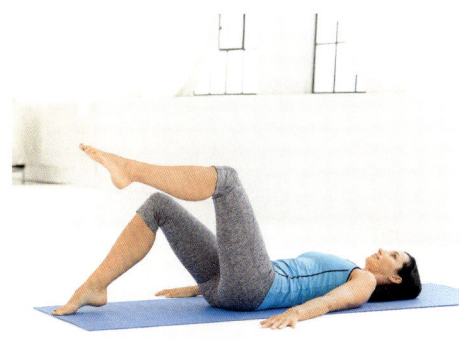

2 1 x 30; re/li im Wechsel

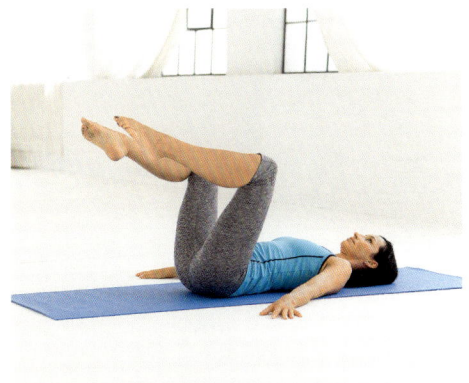

3 2 x 15; mit kurzer Pause

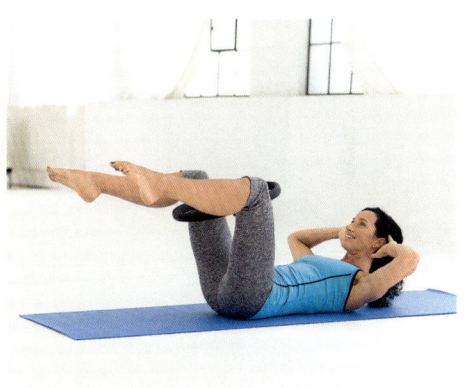

4 3 x 15; mit kurzen Pausen

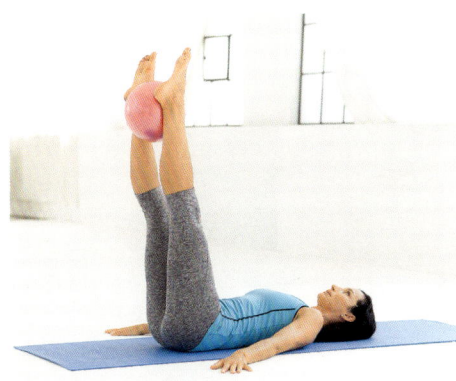

5 2 x 30; mit kurzer Pause

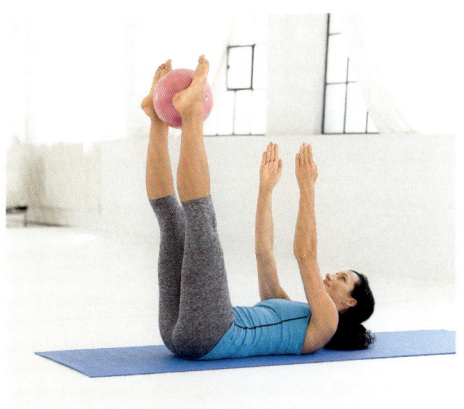

6 3 x 10; mit kurzen Pausen

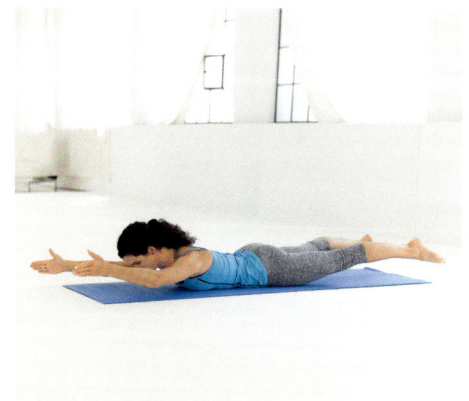

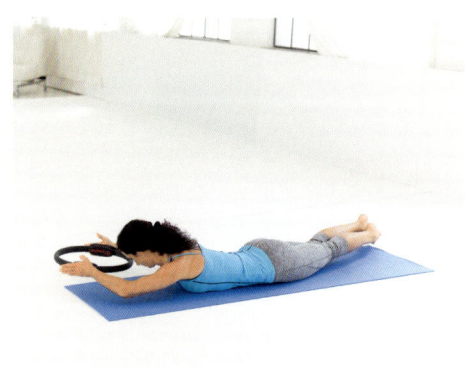

7 2 x 30; mit kurzer Pause

8 2 x 10; mit kurzer Pause

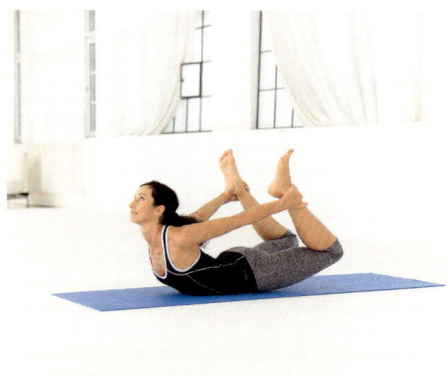

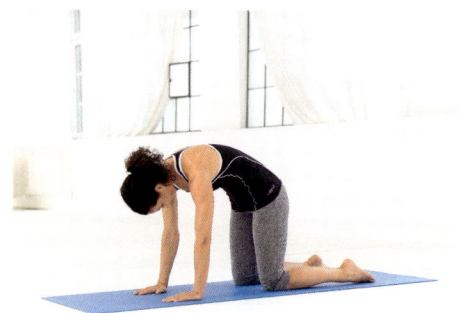

9 2 x 5–10 Atemzüge halten

10 5–10 Atemzüge halten

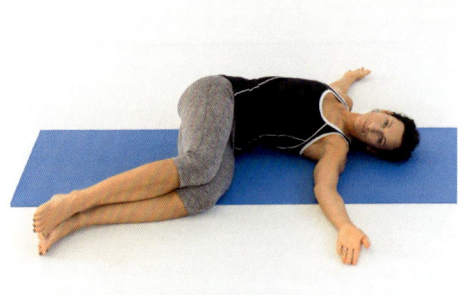

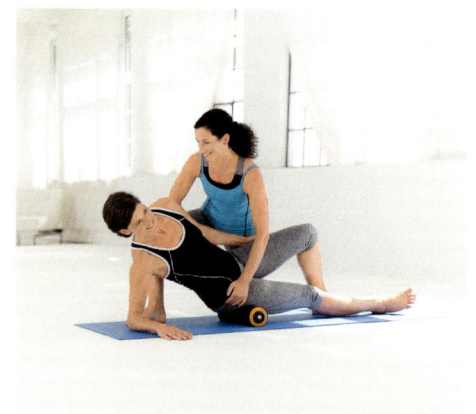

11 10 Atemzüge pro Seite halten

12 3–5 Minuten

BODYFORMING INTENSIV

*Liften? Kaschieren? Brauchen wir alles nicht! Dein Körper,
Dein Training, Dein Ergebnis – Du allein hast es in der Hand, was Du
aus Deinem Körper, Deinen Gedanken, Deinem Herzen – DEINEM LEBEN
machst. Mit diesem Programm designst Du Deinen Körper und tust
Deiner Seele Gutes. Lass Deine Atmung intensiv fließen und konzentrier Dich
bewusst auf jede einzelne Übung. Sei ganz wach, sei präsent, hab Spaß.
Fühl die Veränderung schon nach kurzer Zeit!*

Warm Up:
Hallo Wach (Seite 43)

....

Hauptteil:
1. Stehschwimmer (Seite 107)
2. Weite Kniebeuge (Seite 87)
3. Armheber 1 (Seite 96)
4. Armheber 2 (Seite 96)
5. Armheber 3 (Seite 96)
6. Schulterblätter-Drücken (Seite 97)
7. Theraband-Flügelschlag (Seite 97)
8. Trizeps-Push-Up (Seite 92)
9. Liegestütz mit Beinheber (Seite 93)

....

Bleib beweglich
10. Spitzdach-Dehnung (Seite 77)
11. Ganzkörper-Heber (Seite 58)
12. Gedrehte Sit-Ups + (Seite 95)
13. Liegende Brustdehnung (Seite 82)

....

Dauer: 15–20 Minuten

BEWEGUNG IST LEBEN, LEBEN IST BEWUSSTSEIN.

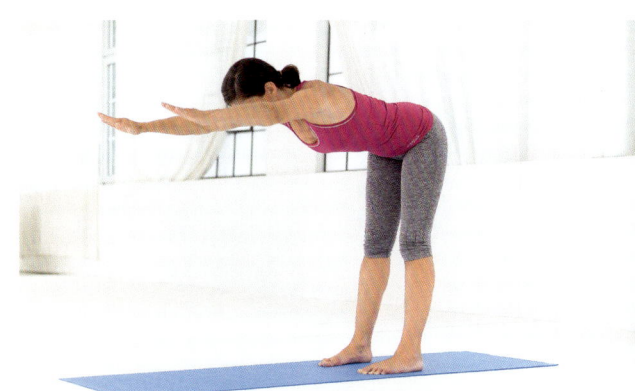

1. 2 x 15; mit kurzer Pause

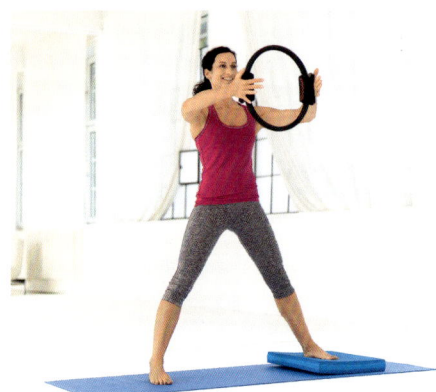

2 2 x 15; mit Beinwechsel

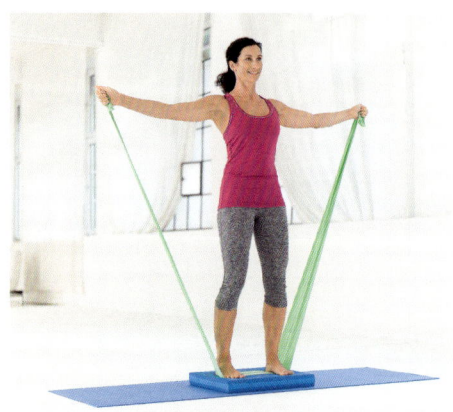

3 2 x 15; mit kurzer Pause

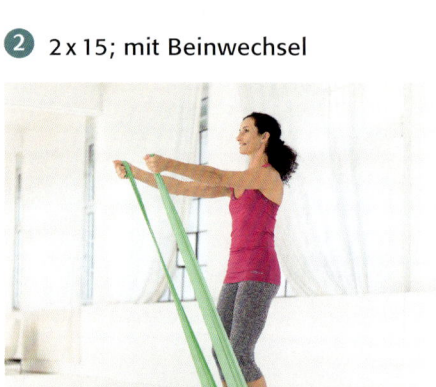

4 2 x 15; mit kurzer Pause

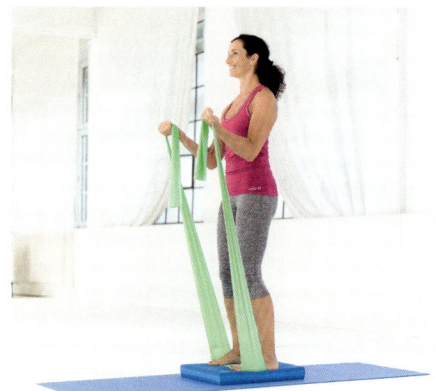

5 2 x 15; mit kurzer Pause

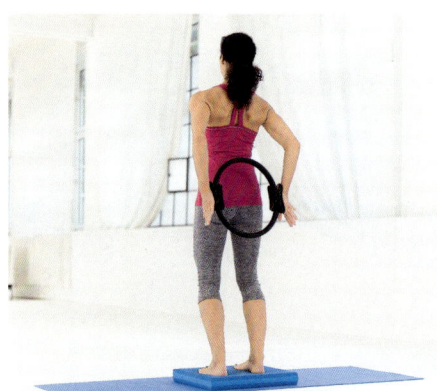

6 2 x 15; mit kurzer Pause

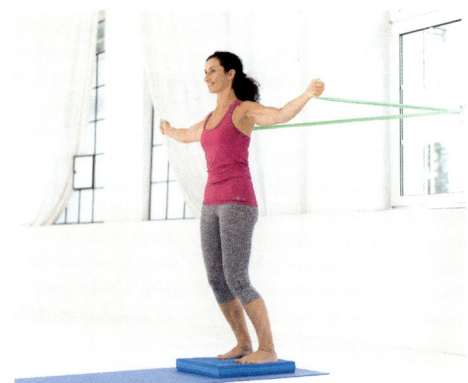

7 2 x 15; mit kurzer Pause

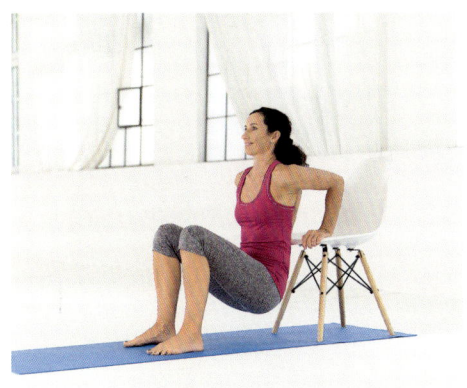

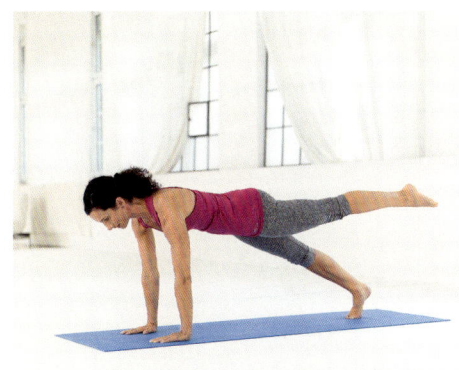

8 2 x 15; mit kurzer Pause

9 2 x 15; Beinwechsel

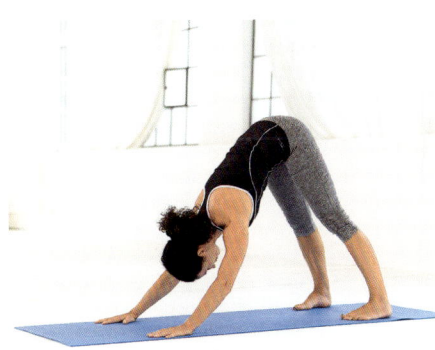

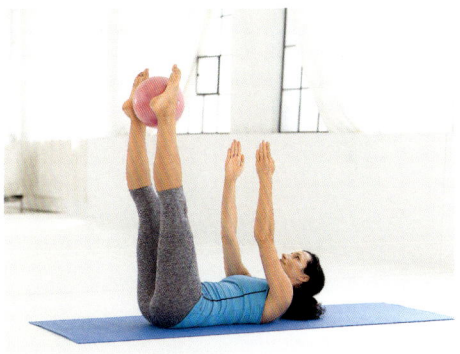

10 3 x 5 Atemzüge halten

11 2 x 15; mit kurzer Pause

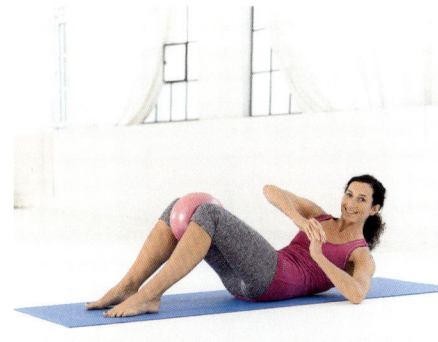

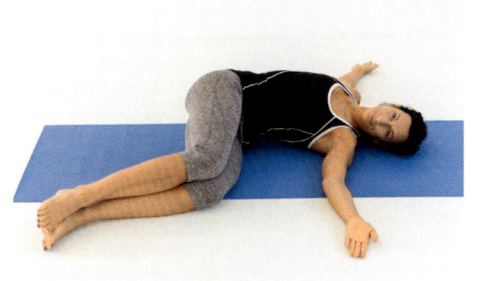

12 3 x 10, re/li im Wechsel

13 15 Atemzüge pro Seite halten

STARK & STRAHLEND

»Fit« ist das neue »schön«! Aktiv und voller Power Dein Leben.
Bewusst und gelassen Dein Geist. Genau das richtige Programm,
um den Tag zu beginnen und voll durchzustarten – aktiviere Deinen
Jungbrunnen. Natürlich kannst Du das Programm 2x wiederholen
und steigern. Dein Leben ist JETZT!

Warm Up:
Jogge 2–3 Minuten auf der Stelle, aktiviere Dein Herzkreislaufsystem, schwinge die Arme mit zunehmender Dynamik vor und zurück, über den Kopf und wieder nach unten und bring Lebendigkeit in Deinen Körper.

Bleib beweglich
9 Beinheber in Balance (Seite 95)
10 Gedrehte Sit-Ups (Seite 57)
11 Sitzende Vorbeuge (Seite 74)
12 Fußsohle triggern (Seite 64)

Dauer: 10–15 Minuten

Hauptteil:
1 Hampelmann (Seite 104)
2 Einbein-Kniebeuge (Seite 90)
3 Trizeps-Push-Up (Seite 92)
4 Hock-Streck-Sprünge (Seite 106)
5 Ausfallschritt intensiv (Seite 89)
6 Brettstütz-Lauf (Seite 106)
7 Seitstütz (Seite 91)
8 Frontstütz-Grätschsprung (Seite 105)

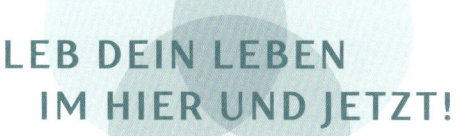

LEB DEIN LEBEN IM HIER UND JETZT!

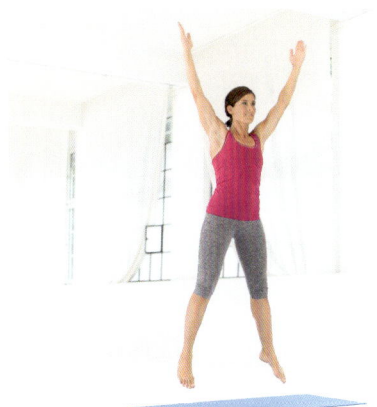

1 3 x 1 Minute

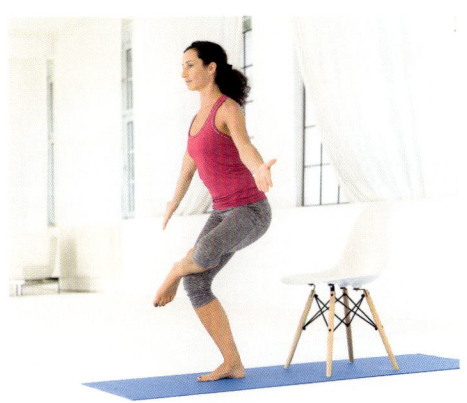

2 2 x 10 pro Seite

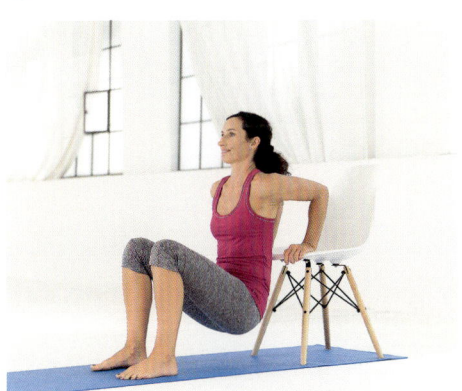

3 3 x 15; mit kurzen Pausen

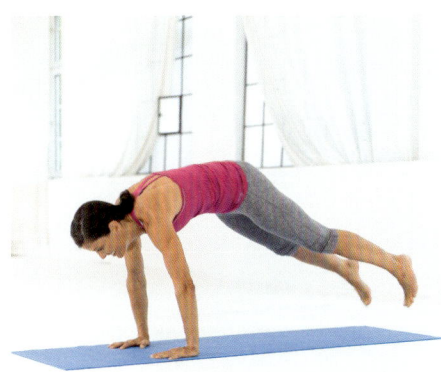

4 2 x 10; mit kurzer Pause

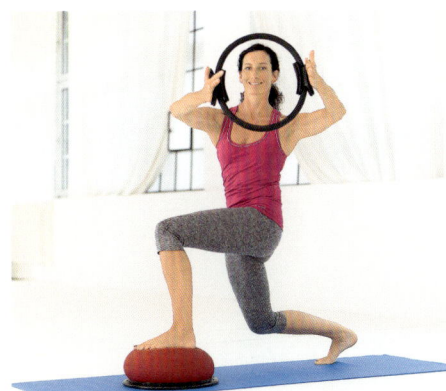

5 1 x 15 pro Seite

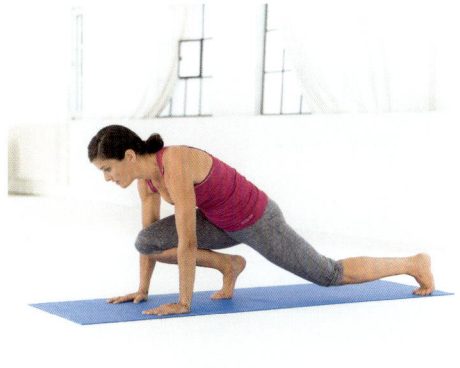

6 3 x 30 Sekunden, mit kurzen Pausen

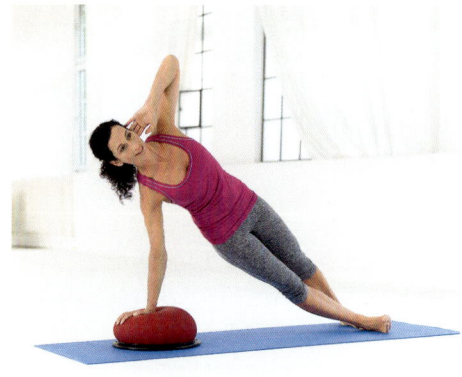

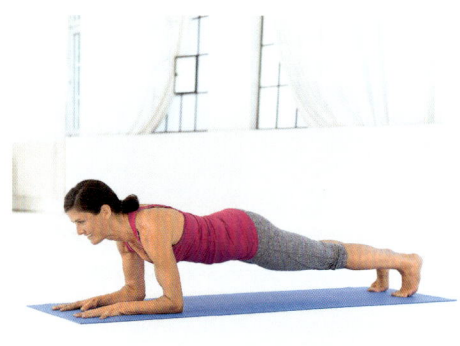

7 2 x 5 Atemzüge pro Seite halten

8 3 x 10 mit kurzen Pausen

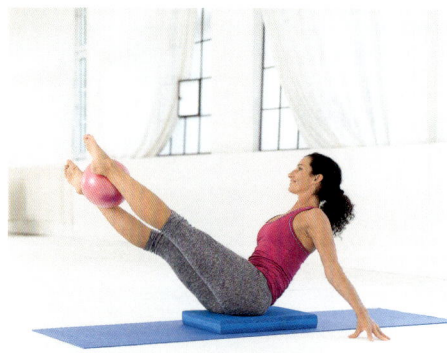

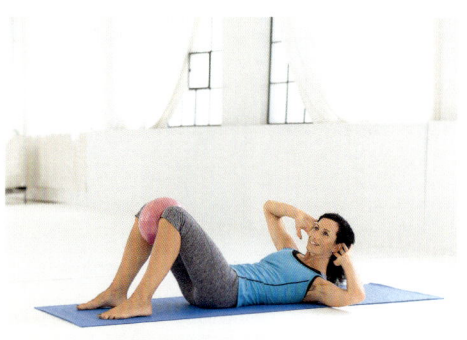

9 10 pro Seite

10 2 x 15; re/li im Wechsel

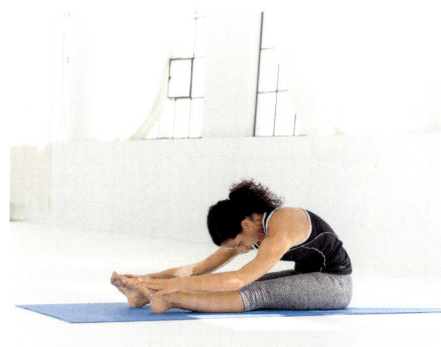

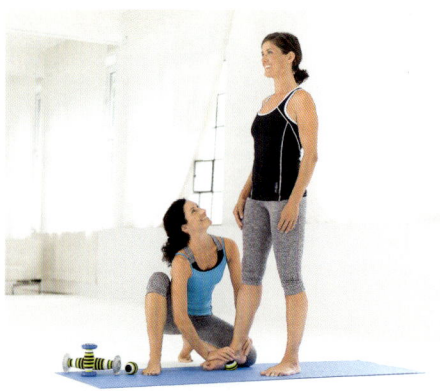

11 2 x 10 Atemzüge halten

12 1 Minute pro Fuß

KNACKIG UND FLEXIBEL

Deine Muskeln, Dein Gewebe, Deine Faszien, Dein Körper, alles. Es gibt nichts Schöneres, als sich in seinem Körper wohlzufühlen.
»TU DEINEM KÖRPER GUTES, DAMIT DEINE SEELE LUST HAT, DARIN ZU WOHNEN«. Jawohl! Dieses Programm sorgt genau dafür.
Gib Deinem Körper & Geist ein wohliges Zuhause! 1–2x wöchentlich über mindestens 4 Wochen absolvieren.

Warm Up:
1 »Powerhouse-Warm Up« (Seite 50)

....

Hauptteil:
2 Knieheber (Seite 52)
3 Wackelbrücke (Seite 90)
4 Luft-Laufen (Seite 56)
5 Korkenzieher (Seite 54)
6 Beinheber in Seitenlage (Seite 58)
7 Enge Kniebeuge intensiv (Seite 88)
8 Ausfallschritt intensiv (Seite 89)

....

Bleib flexibel
9 Gesäß Triggern (Seite 64)
10 Waden Triggern (Seite 67)
11 Oberschenkel Triggern 3 x (Seite 68)
12 Schmetterling (Seite 75)

....

Dauer: 20–25 Minuten

TU GUTES FÜR KÖRPER UND SEELE!

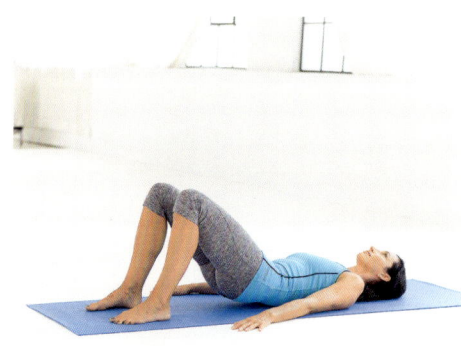

1 2–3 Minuten

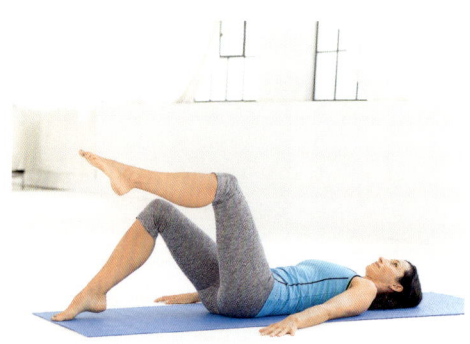

2 10 x pro Bein

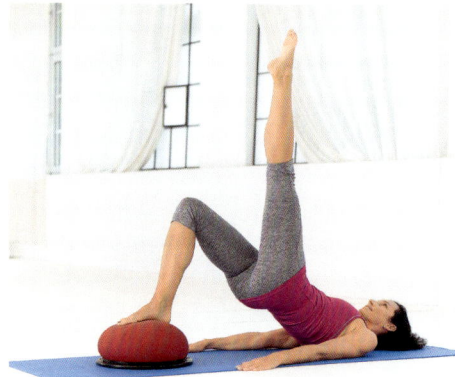

3 15 x pro Bein

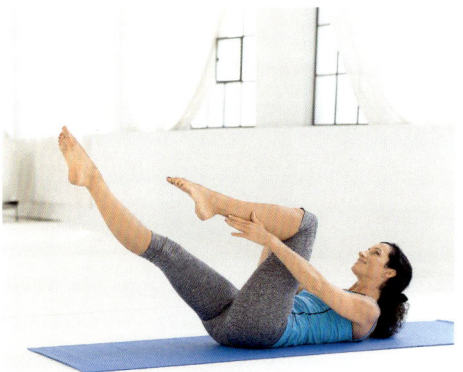

4 10 x pro Bein

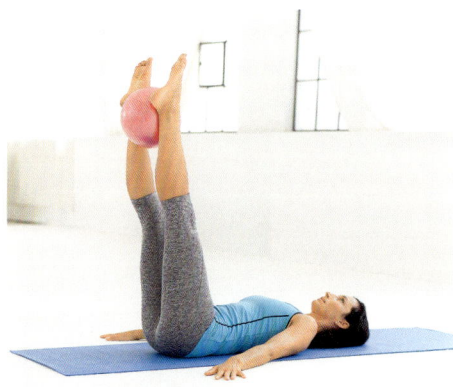

5 15 x pro Seite

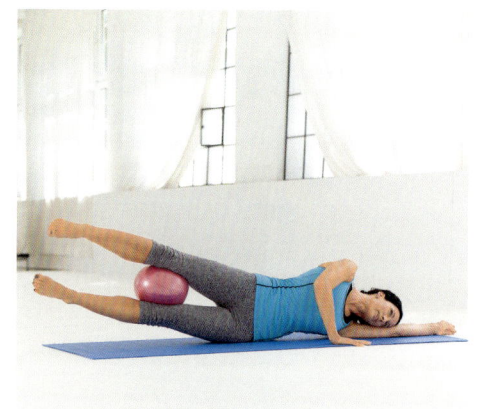

6 20 x pro Seite

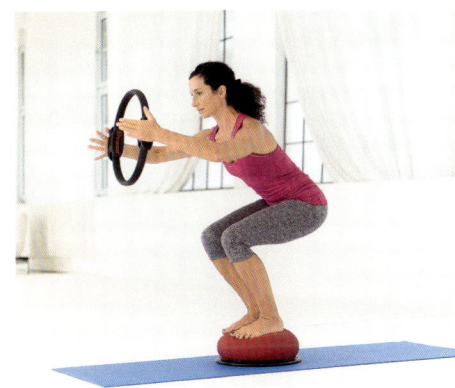

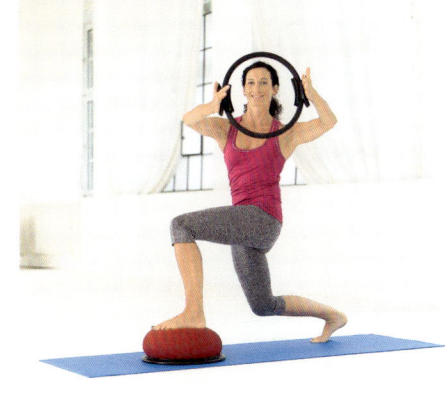

7 2 x 15; mit kurzer Pause

8 15 x pro Bein

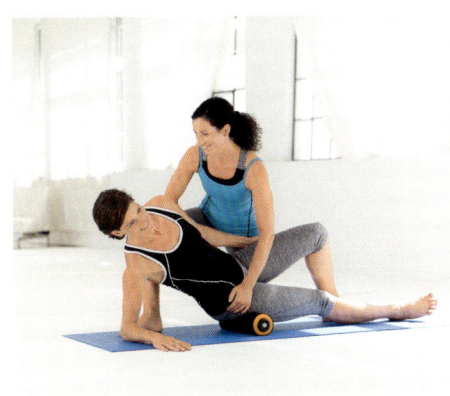

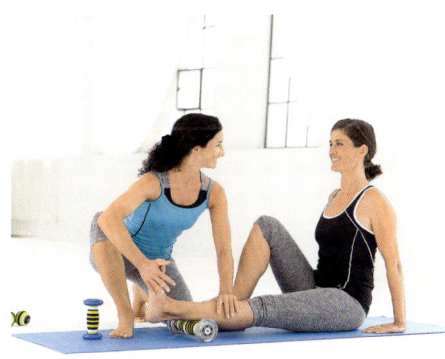

9 2–3 Minuten pro Seite

10 2–3 Minuten pro Seite

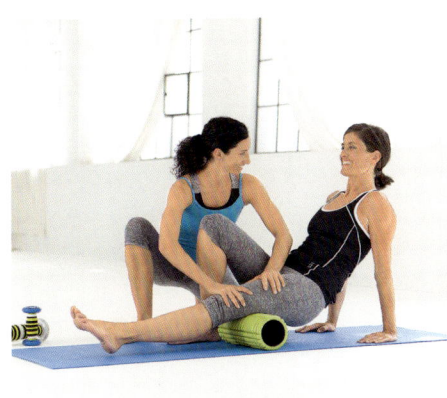

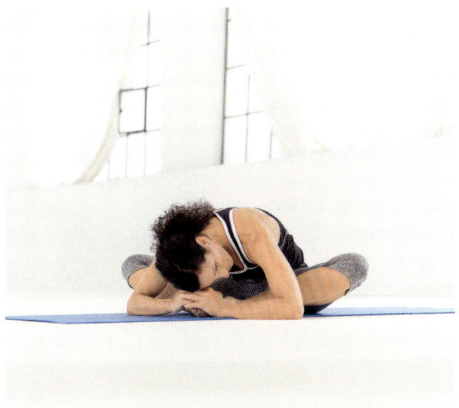

11 2–3 Minuten pro Seite

12 2 x 10 Atemzüge halten

DEIN 4-WOCHEN
VITAL-PROGRAMM

....

Gönn Dir diese vierwöchige Intensivkur,
um den Jungbrunnen in Dir zu aktivieren. Du wirst sehen, danach
bist Du Genuss-Sportlerin und in Young Balance.

Nicht vergessen: Vor jeder Bewegungseinheit immer **die Powerhouse-Aktivierung
ab Seite 50 zum Aufwärmen einschieben.**

Woche 1

Bewegung
• 2 x 10 Minuten Hallo Wach (Seite 43)
• 2 x 20 Minuten Ausdauer
• 2 x 15 Minuten Core Stability
• 1 x 20 Minuten Funktionelles Training
• 2 x 10–15 Minuten Faszienfitness
• 2 x 10 Minuten Dehnen

Ernährung
• Beschäftige Dich mit Deiner Ernährung und
überleg Dir bewusst, welche 1–3 Tipps
Du von Deinem »10 + 5«-Regeln von Seite 27 diese Woche umsetzen könntest.

Für Geist und Seele
• 2 x 6-Runen-Übung (Seite 37)
à 10–15 Minuten
• 1–2 Übungen von Deinem Kurz-Mentaltraining von Seite 33

Woche 2

Bewegung
• 3 x 10 Minuten Hallo Wach (Seite 43)
• 2 x 20–30 Minuten Ausdauer
• 2 x 15–20 Minuten Core Stability
• 1–2 x 30 Minuten Funktionelles Training
• 2 x 10–15 Minuten Faszienfitness
• 3 x 10 Minuten Dehnen

Ernährung
• Beschäftige Dich weiter mit den Ernährungsinfos und überleg Dir bewusst, welche weiteren 1–3 Tipps Du von Deinem
»10 + 5«-Regeln von Seite 27 zum festen
Bestandteil Deiner Essgewohnheiten

IDEALE KOMBIS

Du kannst sehr gut die Core Stability-Einheiten
gemeinsam mit den Dehnübungen absolvieren
sowie Dein funktionelles Training mit dem Fas-
zienfitnessprogramm verbinden.

machen kannst.

- Integriere ein Rezept aus dem Buch in Deinen Essensplan.

Für Geist und Seele

- 3 x 6-Runen-Übung (Seite 37) 10–15 Minuten
- 1–2 Übungen von Deinem Mini-Mentalcoaching-Programm von Seite 33
- Starte mit Deiner Übung in Wertschätzung (Seite 33) und notiere täglich 10–15 neue Punkte.

Woche 3

Bewegung

- 4 x 10 Minuten Hallo Wach (Seite 43)
- 2 x 30 Minuten Ausdauer
- 2 x 20–30 Minuten Core Stability
- 2 x 30 Minuten Funktionelles Training
- 3 x 10–15 Minuten Faszienfitness
- 3 x 10 Minuten Dehnen

Ernährung

- Beschäftige Dich weiter mit den Ernährungsinfos und integriere bewusst weitere 3 Tipps Deiner »10 + 5«-Regeln von Seite 27 zum festen Bestandteil Deiner Ernährungsoptimierung.
- Backe zusätzlich das Eiweißbrot für Dich und Deine Lieben, sehr lecker!

Für Geist und Seele

- 3 x 6-Runen-Übung (Seite 37) à 10–15 Minuten
- 1–2 Übungen von Deinem Kurz-Mentaltraining von Seite 33
- Führe Deine Dankbarkeitsliste (Seite 33) täglich fort und eröffne Dein Glückskonto (Seite 33).

- Identifiziere negative Muster, formuliere positive Glaubenssätze und wiederhole sie täglich (Seite 31)!

Woche 4

Bewegung

- 4–5 x 10 Minuten Hallo Wach (Seite 43)
- 2 x mindestens 45 Minuten Ausdauer
- 2 x mindestens 30 Minuten Core Stability
- 2 x mindestens 30 Minuten Funktionelles Training
- 3 x 10–15 Minuten Faszienfitness
- 3 x 10–15 Minuten Dehnen

Ernährung

- Beschäftige Dich mit den Ernährungsinfos und ergänze 3 weitere Tipps von Deinen »10 + 5«-Regeln von Seite 27 als festen Bestandteil Deiner Ernährungsoptimierung. So stellst Du Schritt für Schritt Deine neuen Gewohnheiten erfolgreich um.
- Integriere alle 3 Rezepte aus dem Buch in Deine Woche.

Für Geist und Seele

- 4–5 x 6-Runen-Übung (Seite 37) à 10–15 Minuten
- Übe 3–4 x pro Woche mit einer Konzentrationskarte (Seite 36), Deine Gehirnhälften auszugleichen.
- Führe Deine Wertschätzungsliste (Seite 33) täglich fort und zahle weiter auf Dein Glückskonto ein (Seite 33).
- Beschäftige Dich weiter mit der Wandlung negativer Denkmuster in Deine positiven Glaubenssätze (Seite 31).
- Beginne mit Deinem 4-Elemente-Ausgleich (Seite 37): Beobachte genau, wie Du und Deine Wahrnehmung sich verändern.

Wir danken

Unseren Models Eri Trostl und Alexandra Lehne, der wunderbaren Stylistin Berta Frohwerk und unserem Fotografen Ulli Seer.

Wir dankenden Firmen

- Cheeki.Ly Athletics für die Ausstattung unserer Models mit wunderschöner Sportbekleidung
- Yogishop für die Ausstattung mit Yogamatten und Balancekissen
- Togu für das Fitness-Equipment
- Transatlantik Fitness und Vib.innovation für das Faszien-Equipment

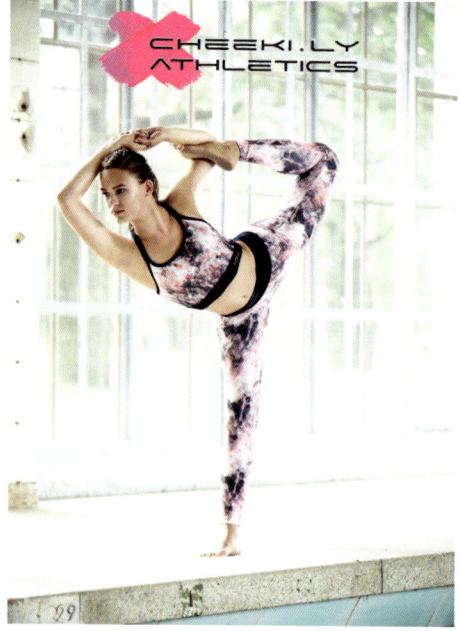

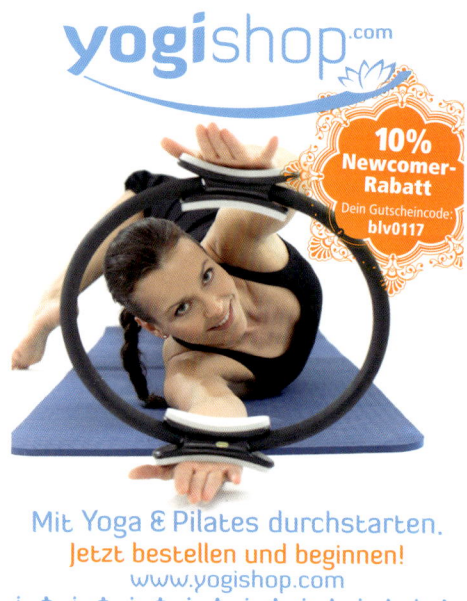

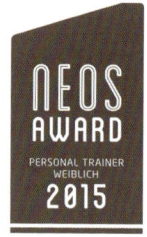

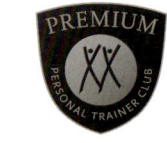

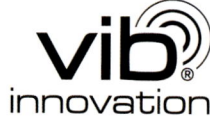

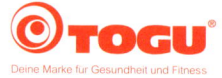

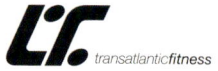

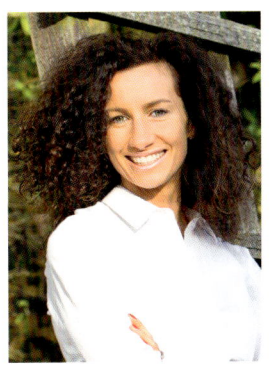

ÜBER DIE AUTORIN

Eri Trostl, PREMIUM PERSONAL TRAINERIN®, Dipl. Mental Coach und Food Coach. Die IHK Fitness-Fachwirtin, seit 1997 in der Gesundheits- und Fitnessbranche aktiv, ist ein Energiebündel und Bewegungsexpertin aus tiefstem Herzen. Mit ihrer charmant-fachlichen Überzeugungskraft entfaltet sie in ihren Coachings, Vorträgen und Seminaren neueste wissenschaftliche Erkenntnisse. Ihre jahrelangen fachlichen Expertisen berühren Menschen nachhaltig dort, wo Veränderung eintritt – im Herzen! Als Autorin, Sportmodel und Interviewpartnerin begeistert sie in Funk und Fernsehen. Ihre Social-MediaPräsenz bewegt mittlerweile viele tausend Follower.
Eine Frau der Praxis für die Praxis! Ihre Erfolgsstrategie: NICHT nur REDEN, sondern TUN! www.bewegungsdimension.de

Impressum

Bibliografische Information der Deutschen Nationalbibliothek

Die Deutsche Nationalbibliothek verzeichnet diese Publikation in der Deutschen Nationalbibliografie; detaillierte bibliografische Daten sind im Internet über http://dnb.d-nb.de abrufbar.

 BLV Buchverlag GmbH & Co. KG

80636 München

© 2017 BLV Buchverlag GmbH & Co. KG, München

 www.facebook.com/blvVerlag

Bildnachweis: Alle Bilder Ulli Seer außer
goodmoments – shutterstock.com: 28
dolgachov – istockphoto.com: 22
Petra Schmidt – StockFood: 24
Magdalena Hendey – StockFood:26
Markus Bormann: 127
Grafik S. 49: Angelika Brauner

Umschlagkonzeption und -gestaltung:
BLV-Verlag
Umschlagfotos: Ulli Seer

Lektorat und Text: Sonja Forster, Cornelia Schmidt
Herstellung: Angelika Tröger
Layoutkonzept Innenteil: Irina Pascenko, München
Layout/DTP: Irina Pascenko, München

Gedruckt auf chlorfrei gebleichtem Papier
Printed in Germany
ISBN 978-3-8354-1610-9

Hinweis

Das vorliegende Buch wurde sorgfältig erarbeitet. Dennoch erfolgen alle Angaben ohne Gewähr. Weder Autorin noch Verlag können für eventuelle Nachteile oder Schäden, die aus den im Buch vorgestellten Informationen resultieren, eine Haftung übernehmen.

BLV im WEB

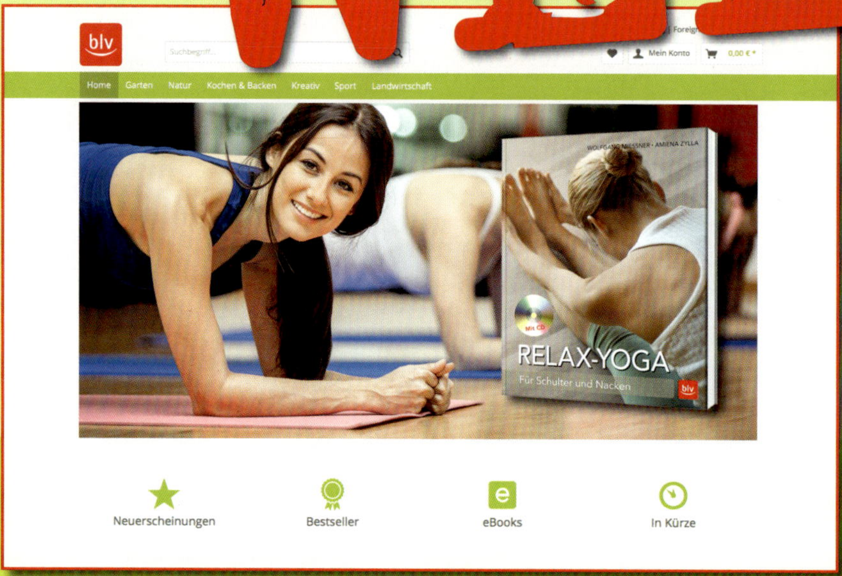

In unserem Webshop warten weit über 500 lieferbare Titel zu den Themen Garten, Natur, Sport, Fitness, Kreativ und Kochen auf Sie.

Surfen Sie doch mal vorbei, bestellen Sie **versandkostenfrei** und zahlen Sie bequem z.B. **auf Rechnung** oder schnell via **Paypal**.